汉竹编著·健康爱家系列

老中医
经典养胃方：
升级版

李勇 杨长春 / 主编

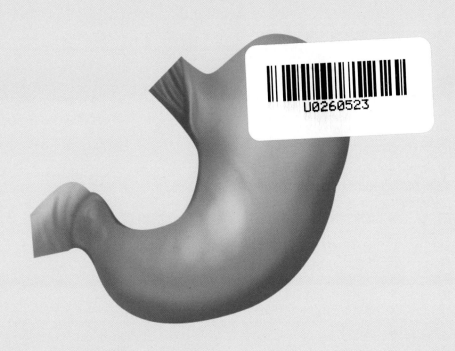

U0260523

江苏凤凰科学技术出版社·南京

图书在版编目（CIP）数据

老中医经典养胃方：升级版 / 李勇，杨长春主编 . — 南京：
江苏凤凰科学技术出版社，2023.9
ISBN 978-7-5713-3681-3

Ⅰ . ①老… Ⅱ . ①李… ②杨… Ⅲ . ①脾胃病 – 验方 – 汇编
Ⅳ . ① R289.51

中国国家版本馆 CIP 数据核字 (2023) 第 152609 号

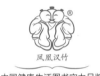

凤凰汉竹

中国健康生活图书实力品牌

老中医经典养胃方：升级版

主　　　编	李　勇　杨长春
全 书 设 计	汉　竹
责 任 编 辑	刘玉锋　赵　呈
特 邀 编 辑	张　瑜　郭　搏　宋　芮
责 任 校 对	仲　敏
责 任 监 制	刘文洋

出 版 发 行	江苏凤凰科学技术出版社
出版社地址	南京市湖南路 1 号 A 楼，邮编：210009
出版社网址	http://www.pspress.cn
印　　　刷	南京互腾纸制品有限公司

开　　　本	720 mm×1 000 mm　1/16
印　　　张	12
字　　　数	240 000
版　　　次	2023 年 9 月第 1 版
印　　　次	2023 年 9 月第 1 次印刷

标 准 书 号	ISBN 978-7-5713-3681-3
定　　　价	39.80元

图书如有印装质量问题，可向我社印务部调换。

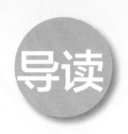

导读

　　脾胃是人体的"气血生化之源"，对营养的消化、吸收及运输起着非常重要的作用，负责运化水谷，维持人体的新陈代谢，促进体内代谢物排出。"百病皆由脾胃衰而生也"，只有脾胃之气充足，人体的其他脏腑功能才能和谐运转。

　　然而，由于现代社会生活节奏不断加快，人们的身体和精神都面临着更大的挑战、承受着更大的压力，饮食不规律、一日三餐吃重油重盐的外卖餐食等现象较为普遍，这些不良的生活习惯慢慢影响着我们的身体，一点一点地伤害着我们的脾胃健康。

　　本书针对不同证型的脾胃疾病，分别介绍了饮食调养、运动锻炼、中医疗法等调理方法，从细节出发，教您在日常生活中养好脾胃。希望本书能带给您正确的调养脾胃的观念和方法，让您和家人拥有健康的生活。

副主编： 陈旸　何玉梅　胡　静　李　霞　马永生　杨贵荣

编　委： 白　晶　陈　星　陈　雪　陈　卓　崔　艺　段媛媛　姜长赞
　　　　　李慧芳　李银易　刘芳绮　刘　平　路玲玲　谢艳玲　薛红云
　　　　　杨玉凤　于沐希　张格致　张　杰　张　帷

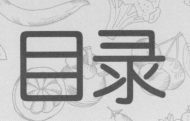

目录

■ 第一章
为什么说养脾胃就是养性命

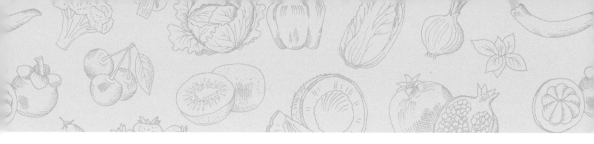

第二章
不同人群如何养脾胃

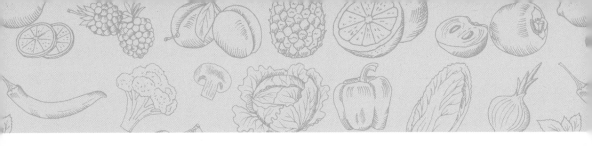

第三章
三分治七分养，对症调理脾胃

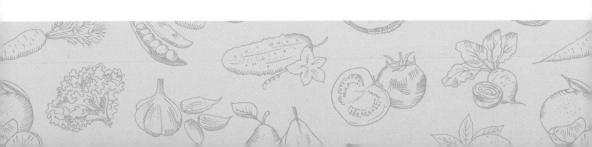

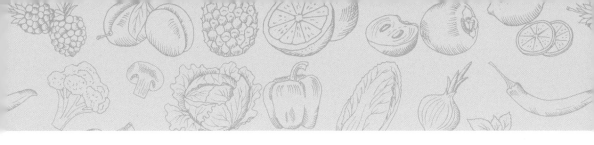

第四章
脾胃虚弱怎么办

第五章
脾胃受寒如何暖

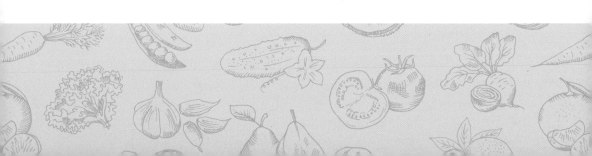

第六章
脾胃湿热怎么调理

第七章
脾胃气滞，如何调畅气机

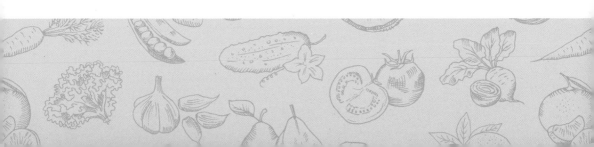

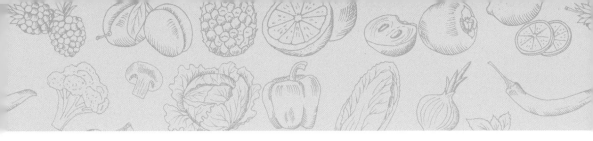

附录

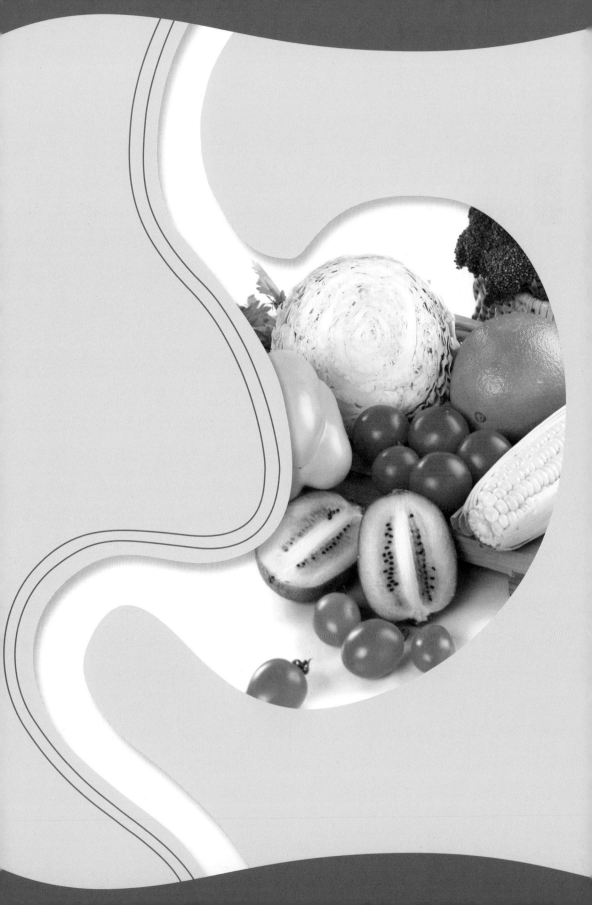

第一章
为什么说养脾胃就是养性命

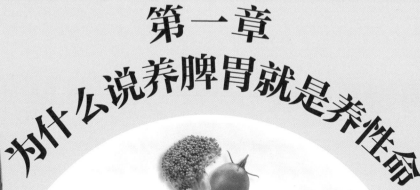

脾为五脏之一，胃为六腑之一，二者通过经脉相互络属而构成表里关系，相互协作为身体提供能量。若脾胃佳，身体能量充足，则气血充足，身心自然能得其所养，生命力也会更强大。反之，若脾胃弱，则气血衰弱，免疫力差，导致百病丛生。可以说，养好脾胃才能培根固本。

脾胃失调，百病由生

脾胃相互关联

从中医的角度看，脾和胃是相表里的，二者联系十分紧密，任何一方出现问题，都会影响到另一方。

从经络循行方面而言，足太阴脾经的经脉，属脾而络胃；足阳明胃经的经脉，属胃而络脾。脾与胃通过经脉的相互络属构成表里的关系。脾和胃是相互照应的，胃出现了病症就会伤及脾，脾有问题也会影响胃。

从生理方面而言，胃居于膈下腹中，与脾以膜相连。胃主受纳和腐熟水谷，脾主运化水谷。脾与胃相互依赖、分工合作以完成食物的消化。

脾胃是后天之本

脾胃为气血生化之源。如果脾胃虚弱，就会导致气血生化不足，进而使人的身体出现种种问题。金代医学家李杲在《脾胃论》中指出"内伤脾胃，百病由生"，也充分说明古人早已认识到脾胃对人体健康的重要性。

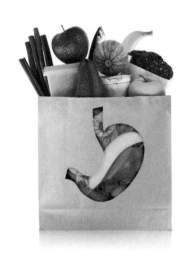

脾胃为运化枢纽

胃主受纳，脾主运化，脾胃属中焦，有上通下达的作用。若脾胃受损，则运化失职，营养的吸收和输送功能都会受到影响，进而使人体的免疫力降低，这时外邪易乘虚而入，致人生病。

脾胃主气机升降

脾胃是人体气机升降的枢纽。脾气主升，让清者上升；胃气主降，使浊者下降，从而使废物排出。如果脾胃升降失衡，会影响其他脏腑、器官的功能，各种疾病也随之而来，正如明代医家孙文胤所说："脾胃一伤，则五脏皆无生气。"

脾宜升则健，胃宜降则和，二者功能协调才能保证我们吃进去的食物能够被正常消化、吸收和排泄。无论脾胃升降的哪个环节出了问题，都会影响消化吸收，严重时还会引发全身病变。所以，脾胃升降正常是人体健康的基础。

西医是如何认识脾胃的

脾的构造

　　脾位于腹腔的左上方，在左季肋区胃底与膈之间，恰与第 9~11 肋相对，其长轴与第 10 肋一致。脾呈扁椭圆形，暗红色。

　　脾分为内、外两面，上、下两缘，前、后两端。

　　脏面：内面凹陷与胃底、左肾、左肾上腺、胰尾和结肠左曲为邻，称为"脏面"。

　　脾门：脏面近中央处有一条沟，是神经、血管出入之处，称"脾门"。

　　膈面：外面平滑而隆凸，与膈相对，称为"膈面"。

　　脾切迹：上缘前部有 2~3 个切迹，称脾切迹。

　　副脾：在脾附近，胃脾韧带及大网膜中，常可见到暗红色、大小不等、数目不一的副脾。

脾的功能

储血功能： 脾脏是人体的血库，当人休息、安静时，它储存血液；当人处于运动、失血、缺氧等应激状态时，它又将血液输送到血循环中，以增加身体的血容量。

滤血功能： 脾脏犹如一台过滤器，当血液中出现病菌、抗原等异物时，脾脏中的巨噬细胞、淋巴细胞等就会将它们"吃掉"。

免疫功能： 脾脏具有免疫功能。脾脏中有较多的淋巴细胞，能够通过吞噬作用完成机体的非特异性免疫功能，也能够通过细胞免疫和体液免疫发挥特异性免疫功能。因此，当脾脏出现异常情况时，人体的免疫系统就会受到影响。

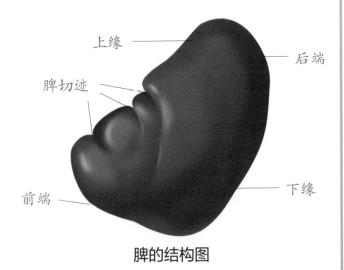

上缘

后端

脾切迹

前端

下缘

脾的结构图

胃的构造

　　胃位于上腹部，是人体的消化器官，像一个有弹性的口袋，上端连着食管，下端接十二指肠。连接食管的入口处称为"贲门"，连接十二指肠的出口处叫"幽门"。胃的形状和位置会随着摄入食物的多少和身体姿势的不同而有所改变，如人在饥饿的时候胃会收缩，充满食物时胃会变大。

胃的功能

储纳功能：人在进食时胃底和胃体部的肌肉产生反射性舒张，而幽门是关闭的，这样食物便会暂时停留在胃内进行消化。

防御功能：胃中的黏膜屏障、胃酸以及淋巴组织等，可防止病原微生物及异物的侵入。

消化功能：通过胃的蠕动及胃酸、胃蛋白酶等成分的参与，对食物进行机械和化学消化。

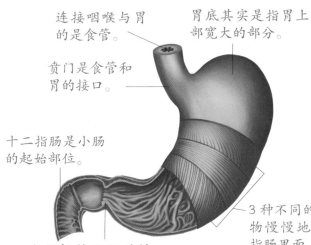

连接咽喉与胃的是食管。

胃底其实是指胃上部宽大的部分。

贲门是食管和胃的接口。

十二指肠是小肠的起始部位。

3 种不同的肌肉把食物慢慢地送到十二指肠里面。

幽门括约肌可延缓胃内容物排空和防止肠内容物反流。

胃的结构图

胃消化过程示意图

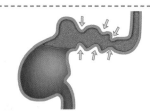

1 胃里充满食物时会分泌胃液，通过胃肌的收缩和蠕动将胃液和食物混合。

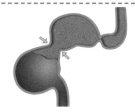

2 通过胃的蠕动，进一步将食物磨碎并与胃液充分混合，成为食糜。

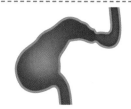

3 通过胃的蠕动将粥样的食糜送入十二指肠。

脾胃伤，气血亏，五脏皆无生气

脏腑是人体内脏的总称，古人把内脏分为五脏和六腑两大类。五脏的作用是储藏精、气、津液，六腑主受纳传输。人体是一个有机的整体，脏与腑之间相互联系、互为表里，脏腑的功能并不是各自为政，而是在相互依存、互相制约的情况下各司其职，构成一个完整的机体。脏是指胸腹腔内之组织充实致密，并能储存、分泌或制造精气的脏器。五脏包括心、肝、脾、肺、肾。中医有"心藏神，肺藏魄，肝藏魂，脾藏意，肾藏志"的理论。心、肝、肺、肾既可以对脾胃产生影响，也会受到来自于脾胃的影响。

脾胃与心的关系

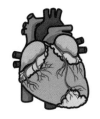

"心者，君主之官，神明出焉"。心在脏腑中地位最高，主导着人体的各个脏腑。脾胃是受心主导的，脾胃的受纳运化功能有赖于心阳的温煦。一旦心阳不振，就可能影响脾胃的受纳运化。反过来说，脾胃的功能也影响着心。脾负责统筹气血，以供养心脏。脾气健旺，则血液充足而心有所主。一旦脾出了问题，不能益气生血，就会导致心血失调，引发心脏疾病。

脾胃与肝的关系

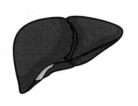

"肝者，将军之官，谋虑出焉"。心为君主，肝可称为大将军。肝主疏泄，喜调达，可调畅全身气机。从五行学说看，脾属土，肝属木，二者相克，即肝木克脾土。脾土属阴，必得肝木的调达之性加以疏泄，脾气才不会淤滞。饮食正常运化，脾胃才能正常升降。脾虽受肝的制约，但它对肝脏也有帮助。肝为刚脏，依赖于脾供给血液濡养，才不会刚强太过，失去调达之性。

脾胃与肺的关系

　　脾胃的强弱影响着肺气的盛衰。"血为气之母"，脾主生血，脾胃虚弱，则运化功能减退，生气功能不足，首先影响肺脏，使卫气受影响，可谓是脾不能益气则肺气虚，肺气虚则卫气不足，从而导致人体易受外邪入侵，易患感冒和其他呼吸系统疾病。

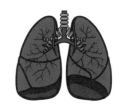

脾胃与肾的关系

　　脾为后天之本，肾为先天之本，二者相互滋生、相互促进。脾主运化水液，肾为主水之脏。若脾胃健旺，则水谷精微充足，可不断滋养于肾，使肾中精气盈满，人就精力充沛，不易生病。若人长期脾胃虚弱，肾中精气就会不足，往往导致肾虚，肾虚可引发多种疾病。

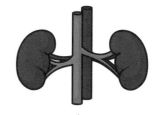

脾胃与六腑的关系

　　六腑分别为胃、大肠、小肠、三焦、膀胱、胆，在食物的消化、吸收和排泄过程中相互联系、密切配合。

　　六腑的作用各不相同，但它们之间存在着承上启下的关系。饮食入胃，经过胃的腐熟和初步消化，使成为食糜的水谷下传于小肠，通过小肠进一步消化，分清别浊——其清者为水谷的精微，由小肠吸收以营养全身；其中的津液通过三焦运行到膀胱，渗入膀胱的水液会在一系列变化后变为尿液排出体外；其中的糟粕下达于大肠，经过燥化与传导的作用变为粪便，由肛门排出体外。此外，在食物的消化、吸收和排泄的过程中，离不开胆输送胆汁以助消化，以及有赖于三焦输布原气，以通水道。正如《黄帝内经·灵枢》中所说："六腑者，所以化水谷而行津液者也。"

脾胃与精的关系

　　精有先天之精与后天之精之分。先天之精是指禀受于父母的某些生命物质，后天之精是指水谷化生的某种精微物质。精能滋润濡养人体各脏腑形体官窍，先天之精与后天之精充盛，则全身脏腑、组织、官窍能得到精的充养，各种生理机能得以正常发挥。

　　脾胃与精的关系，主要表现为先天之精与后天之精相互依存，相互为用。先天之精必须依赖脾胃所化生的后天水谷之精不断培育和充养，才能发挥其生理效应；而后天之精又依赖于先天之精的活力支持，即肾气温煦脾胃，才能使脾胃化生功能正常，使水谷之精不断生成。

脾胃与气的关系

　　气是由先天之精气、水谷之精气和存在于自然界的清气，通过肺、脾和肾等脏器将三者结合起来而生成的物质。气与精相对而言：精属阴而有形，藏寓于脏腑之中；气属阳而无形，运行于全身上下内外。气运行不息，推动和调控着人体内的新陈代谢，维系着人体的生命进程。

　　气的生成与脾胃功能密切相关，在气的生成过程中，脾胃的运化功能尤为重要。如果脾胃虚弱，那自然不能产生充分的水谷精气。水谷精气不够充分，人体自然会气虚。

脾胃与血的关系

血是构成人体和维持人体生命活动的基本物质之一。中医认为，血由营气和津液组成，营气和津液都是来自食物经脾胃消化、吸收后所生成的水谷精微。若脾胃运化功能失调，可导致血液的生成不足，所以说脾胃的运化功能在血的生成过程中占有重要的地位，脾胃是气血生化之源。

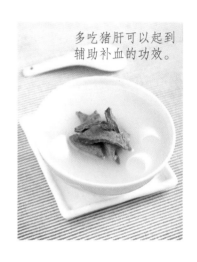

多吃猪肝可以起到辅助补血的功效。

脾胃与津液的关系

津液是机体一切水液的总称，包括各脏腑、形体、官窍的内在液体及其正常的分泌物，是构成和维持人体生命活动的基本物质之一。

脾胃与津液的关系主要表现在津液的生成和输布两方面。津液的生成是通过胃对食物的"游溢精气"和小肠的"分清别浊""上输于脾"而实现。津液的输布，是脾胃通过经脉将津液转输于全身，所以说，脾胃功能健旺，则津液生成充足，转输正常，得以浸润营养全身脏腑、组织、器官。若脾胃失调，脾不运化，则津液变为水湿淤积体内，从而使脏腑、组织、器官失于濡养。

4 种常见脾胃证型对症速查

中医对脾胃疾病的诊断，一般通过四诊的方法，即望诊、闻诊、问诊、切诊。根据患者的一系列症候加以综合分析，辨证求因，为临床治疗提供确切的依据。以下罗列了脾胃虚、寒、湿热、气滞的常见症状，快来看看你属于哪种证型吧！

脾胃虚弱	常见症状
望舌	舌苔白，两边有齿痕
望面	面色白而浮虚，枯槁无光，或面色萎黄
望神	精神不振，神疲乏力，形体消瘦或虚胖
闻	呕吐物清稀，无臭 喘息，声音低弱
问	少气懒言，大便溏薄，脘腹胀满，口不知味，食欲缺乏，肢体倦怠
切	脉虚弱或迟缓

脾胃受寒	常见症状
望舌	舌质淡，舌苔白
望面	面黄色淡，脸部易水肿
望神	头昏乏力，精神萎靡，形体消瘦
闻	呕吐物为清水痰涎，口出腥味 呃声低沉而长，音弱无力
问	畏寒，肢冷，喜热饮；食欲缺乏；胃痛，得热则缓
切	弦脉紧，端直而长，如按琴弦 腹壁冷，喜暖手按抚

脾胃湿热	常见症状
望舌	舌质红，舌苔黄腻
望面	面色发黄，皮肤干燥，面部容易发热
望神	头昏乏力，精神萎靡
闻	呕吐物为黏痰黄水，酸臭；口臭
	呃声频频，连续有力，高亢而短
问	大便溏薄，黏腻；口苦，食欲缺乏；脘腹痞满，肢体倦怠；女性白带秽浊或私处瘙痒
切	滑数脉，来去急促

脾胃气滞	常见症状
望舌	舌质紫暗，有瘀点、瘀斑
望面	面色萎黄或苍白，脸上有斑，脸部肌肉松弛或不紧致
望神	目光无彩，肢体动态不自如
闻	呕吐物酸腐夹杂未化食物，秽浊酸臭
	喘息或气短，声音低弱
问	脘腹胀满，胃脘疼痛；心烦易怒；打嗝，嗳气，时作干呕；易便秘
切	实脉，大而长，微弦，应指愊愊（坚实貌）然

读懂脾胃的 10 个求救信号

如果你无缘无故出现头晕、犯困、恶心、呕吐、腹胀、反酸、痰多等不适，可千万不要把这些当成小事而忽视，这些都是身体发出的求救信号，表明你的脾胃可能出了问题，要及时去医院检查。

呕吐

呕吐多与脾胃虚弱和饮食不节有关。饮食过程中或餐后即刻呕吐，可能为幽门管溃疡；餐后1小时呕吐多提示胃张力下降或胃排空延迟。

反酸

如果出现反酸的症状，要当心脾胃疾病。肝胆之热侵蚀脾脏往往会导致反酸，而且还可能出现舌苔薄黄、食后腹胀、恶心、胁痛等症状。

求救信号

虚胖

吃得少却很容易发胖，手脚易肿胀，常伴有怕冷、不易出汗、脸色偏白或带青的现象，这些很可能是脾系统处理水液的功能失调而导致的。

食欲不振

患有慢性胃病的人，大多食欲不振。因为胃口不好，常常一顿饭只吃一点点食物，所以还会伴有体重减轻、容易乏力、贫血等症状。

犯困

如果身体情况一直正常，突然有一段时间无缘无故感到头晕目眩、全身乏力、犯困、嘴唇干裂，这也是脾功能失常的信号。

脾胃好，人健康

从中医角度来说，脾胃为后天之本，脾胃的健康是身体健康的关键。脾胃变差非一日所致，自然养脾胃也非一日之功，需要我们在生活方式上做些改变，且需要长期坚持。

面色萎黄

面色是一面镜子，可以看出一个人生理、心理状态。面色萎黄，没有光泽，这就是中医所讲的无神。无神说明人体内正气衰弱，邪气壅盛。

痰多

如果时常感到痰多、唾液过多或过少，或四肢水肿、腹胀、腹泻、便秘等，最好去看一下医生，这可能与脾功能失调有关系。

求救信号

上腹部不适

进食后感到上腹部胀满，胃隐痛，且会在饭后加重，并常伴有食欲减退、打嗝、恶心等症状，多是胃病惹的祸。

大便异常

吃红心火龙果等或患有痔疮，排出近黑色、红色的大便或血便是正常的。但如果排除这些情况还有黑便产生，甚至直接排出带血的大便，要引起警惕。

出血

牙龈出血、鼻出血、皮肤出血、咯血、便血等，也可能与脾有关，因为脾在维持血液的正常循环中起着重要的作用。

伤害脾胃的 9 个不良习惯

生活中很多不良习惯会伤害我们的脾胃，比如熬夜，心情不佳，常吃剩菜剩饭，常吃油炸食物……有些习惯看似平常，却在不知不觉中导致脾胃失和，进而使体质变弱。所以，要养护脾胃，就一定要改掉伤害脾胃的不良习惯。

生活习惯

大多数人认为，脾胃不好是吃出来的，只要改变饮食习惯就可以了。其实，这是比较片面的，一些不良生活习惯如熬夜、生气等也会影响脾胃的健康。下面我们就来看一看对脾胃不利的几个生活习惯。

熬夜
长期熬夜非常容易导致内分泌及胃肠功能发生紊乱，因为夜间胃肠处于休眠状态，而熬夜容易加重胃肠的负担。

心情不佳
人的心情愉悦，胃肠功能自然也会相对良好，利于食物消化吸收。长期心情不佳容易引发脾胃疾病。

生活习惯

饭后立即运动
如果饭后立即进行剧烈运动，参与胃肠消化的血液就会重新分配，流向肌肉和骨骼，影响胃肠的消化吸收。

烟酒无度
长期抽烟会耗损胃阴，增加患胃炎、胃溃疡等疾病的风险。酗酒会损害胃黏膜，进而导致胃炎发生。

饮食习惯

　　不良饮食习惯会直接影响脾胃健康，想要脾胃不受伤害，那就先要从改变不良饮食习惯开始。养脾胃重要的是持之以恒。有些人脾胃不舒服了就调整几天饮食，等症状减轻后又开始我行我素，这种做法不能从根本上保养脾胃，只会让胃病反复发作。

喜食寒凉食物

寒凉食物，不仅指冰激凌、冰镇汽水等温度低的食物或饮品，也包括性寒的食物。常吃这类食物，会损伤脾胃。

不吃早餐

不吃早餐，胃内没有食物中和胃酸，胃酸会直接腐蚀胃黏膜，继而会引起胃炎、胃溃疡的发生。

饮食习惯

吃得太咸

高盐食物会对胃黏膜造成直接损害，可使胃黏膜发生充血、水肿、糜烂、出血和坏死等。

长期吃油炸食物

油炸食物热量高，且难以消化，不仅会加重脾胃负担，还会引发其他疾病。

常吃剩菜剩饭

若剩饭、剩菜保存不当，容易产生大量致病菌，导致腹泻、腹痛等问题。

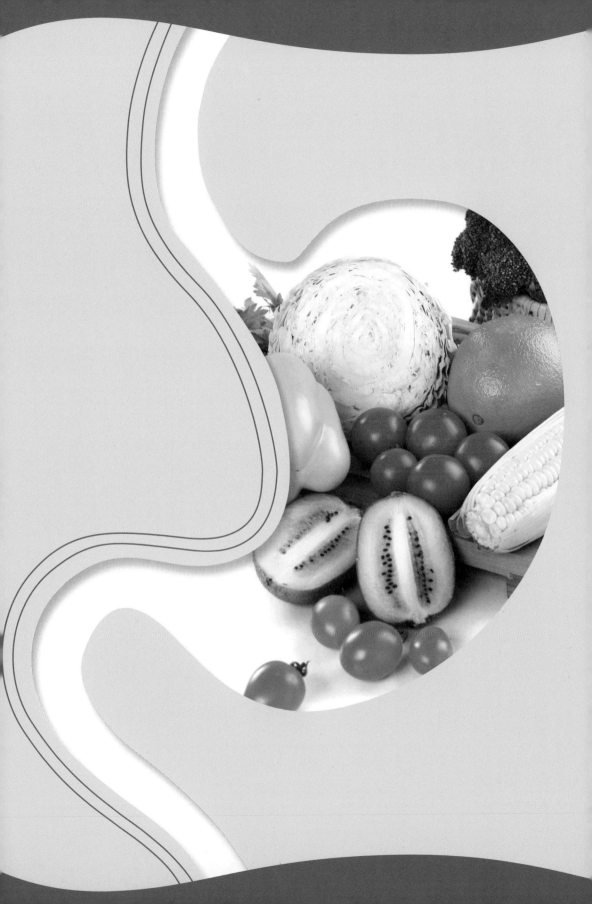

第二章
不同人群如何养脾胃

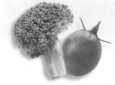

　　由于工作和生活压力大，饮食不规律、不健康等，越来越多的人脾胃出现了问题。脾主运化，是"后天之本"；胃是人体的"水谷气血之海"。如果脾胃功能不正常，人体所需养分便得不到及时的补充和供应，身体中的各个器官无法正常工作，女人会变得憔悴、气色差，男人会变得体虚无力，小儿会发育缓慢……本章针对不同年龄段人群，多角度讲述保养脾胃的方法，让您和家人轻松拥有健康的脾胃。

孩子脾胃好，病不找

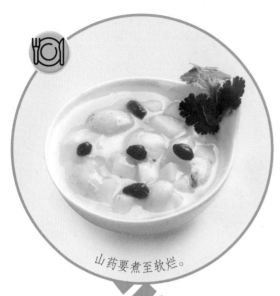

山药要煮至软烂。

山药粥

　　山药具有补气健脾的功效，可以把山药做粥或者熬汤给孩子食用，能缓解孩子食欲下降、恶心、腹泻、腹胀、消化不良等不适。

南瓜易于消化，非常适合孩子食用。

孩子不爱吃饭，与喂养不当、脾胃不和有关

　　孩子不知饥饱，常饮食无度或被喂养不当，易损伤脾胃，加之孩子的生理特点为"脾常不足"，脾胃功能不健全，消化能力较差，更易引发脾胃疾病。孩子脾胃病多为脾虚证，如脾胃气虚型、脾胃积滞型等，常表现为消化不良、消瘦、腹痛、呕吐、泄泻、厌食等。

南瓜

　　南瓜性温，能补中益气，比较适合脾胃虚弱的孩子食用。南瓜所含成分能促进胆汁分泌，加强胃肠蠕动。南瓜可以蒸熟食用，也可以熬粥、煲汤、做糕点等。

特别提示

平时应尽量以清淡饮食为主，减少辛辣、刺激性食物的摄入。另外，应注意饮食的规律性，避免暴饮暴食或频繁喂食。

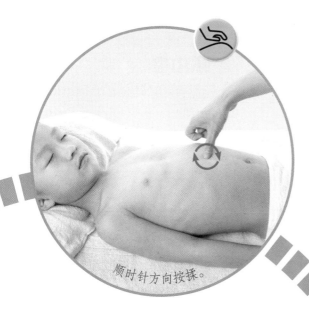

顺时针方向按揉。

揉中脘穴

　　中脘穴在上腹部，脐中上 4 寸，前正中线上，为胃之募、腑之会，可治疗各种腑痛，尤以胃的疾患为先，有疏利中焦气机、补中益气之功。用拇指指腹按揉中脘穴，每次 3~5 分钟。

捏脊

　　捏脊有助于促进气血运行。用拇指桡侧缘顶住皮肤，食、中二指前按，三指同时用力提拿肌肤，双手交替捻动，自下而上，向前推行，每捏 3 次，向上提拿 1 次。共操作 3~5 遍。

动作要轻柔。

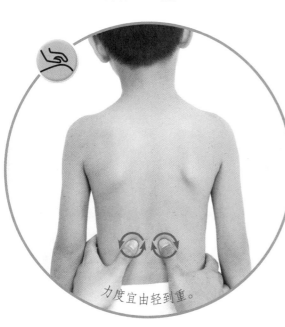

力度宜由轻到重。

按揉胃俞穴

　　胃俞穴在脊柱区，第 12 胸椎棘突下，后正中线旁开 1.5 寸，具有健脾和胃、理中降逆的功效。用两手拇指指腹按揉两侧胃俞穴 1~3 分钟。

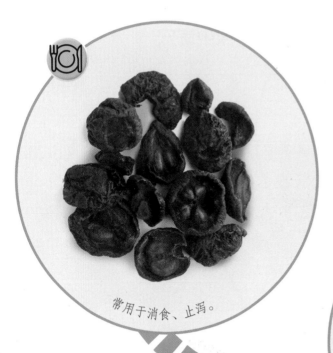

常用于消食、止泻。

焦山楂

焦山楂或炒山楂药性比较柔和，适合积食的孩子服用。可以用焦山楂单独煮水，也可以搭配焦麦芽、焦神曲、炒鸡内金煮水。

此饮品有顺气、促排便的功效。

孩子吃得太多，易积食

积食是指食物停聚在胃脘，积而不化、气滞不行所形成的一种脾胃病。临床上因为积食导致生病的情况很多。《景岳全书·小儿则》中指出："盖小儿之病，非外感风寒，则内伤饮食。"这充分表明积食在小儿疾病中的占比之重。

萝卜水

萝卜具有促进消化、缓解积食的功效。把萝卜切成片或切成块，和水一起煮，适量饮用可以缓解积食导致的不适。

特别提示

孩子的健康问题多与饮食不当、脾胃失和有关。正气不足导致外邪入侵，表面上看是发热、呕吐，但很可能是喂养不当所致。

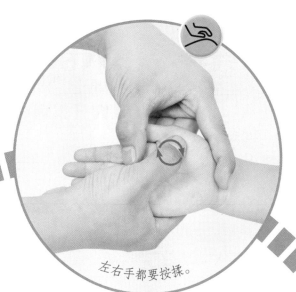

左右手都要按揉。

揉板门

板门位于小儿手掌大鱼际部。在手掌大鱼际之平面，用拇指指腹按揉板门300次，力度可稍重，可消食化滞、健脾和胃。

捏脊

用拇指桡侧缘顶住皮肤，食、中二指前按，三指同时用力提拿肌肤，双手交替捻动，自下而上，向前推行，每捏3次，向上提拿1次。共操作3~5遍。

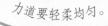

力道要轻柔均匀。

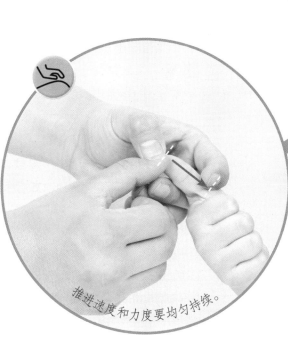

推进速度和力度要均匀持续。

补脾经

脾经经过拇指桡侧缘赤白肉际处。用拇指指腹在小儿拇指桡侧，从指尖向指根方向直推脾经200~300次，力度要轻柔，可健脾胃。

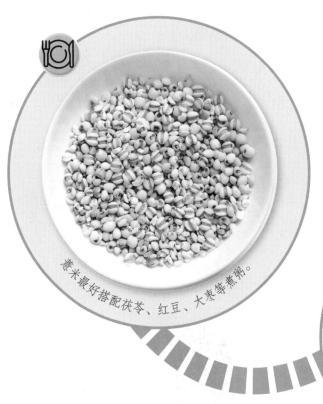

薏米最好搭配茯苓、红豆、大枣等煮粥。

薏米

薏米有利水渗湿、健脾止泻的功效，可以改善湿热内停导致的腹泻、水肿等问题。可搭配茯苓或红豆一起煮粥。需要注意的是，因为受寒导致腹泻时不宜食用薏米。

脾胃虚寒者慎食生藕。

脾虚的孩子常腹泻

腹泻是孩子比较常见的病症，其主要原因还是孩子的脾胃功能不完善。胃弱则腐熟无能，脾虚则运化失健、清浊不分，水反为湿，谷反为滞，合污而下，导致腹泻。孩子经常腹泻，营养物质就无法吸收，生长发育也会受到很大影响。

莲藕粥

煮熟的莲藕有养胃健脾、养胃补虚的功效。将莲藕洗净，切小块，与淘洗干净的粳米一起放入砂锅，加清水适量煮至成粥即可。

 特别提示

孩子腹部容易受凉，而患有腹泻的孩子，肠蠕动本已增快，如腹部再受凉则肠蠕动更快，从而加重病情，所以要注意保暖。

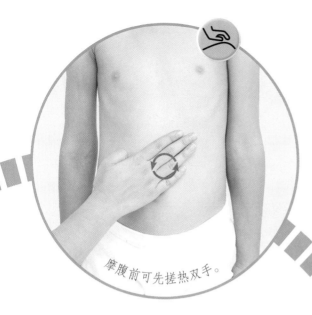

摩腹前可先搓热双手。

摩腹

腹部为气血生化之所，摩腹可健脾助运，防治脾胃相关疾病。将双掌重叠或单掌置于小儿腹部，逆时针摩腹2分钟。

推上七节骨

七节骨是第4腰椎至尾椎骨的直线部位。以拇指指腹或食指、中指并拢，自下而上推1分钟，可以补脾，治疗腹泻。

要直线推动，不可扭曲歪斜。

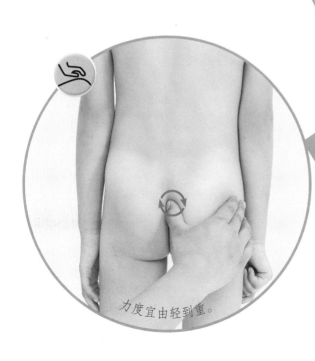

力度宜由轻到重。

揉龟尾

龟尾位于臀部的尾椎骨处，揉龟尾有调理大肠的作用。用拇指指腹轻按于龟尾上，然后做轻柔缓和的回旋转动，以300次左右为宜。

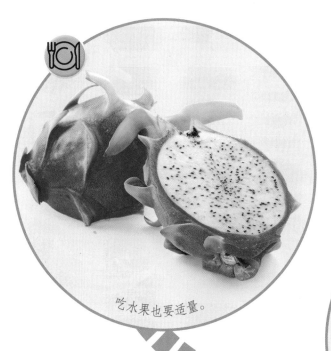

吃水果也要适量。

水果

便秘症状不严重时，可以适当食用苹果、火龙果、草莓等水果，这些食物里富含膳食纤维，能起到促进胃肠蠕动的作用，可缓解便秘。

腹胀的孩子不宜多吃红薯。

孩子便秘，多半是脾胃运化不畅

孩子脾虚，运化功能失常，食物易积滞，积而化热，耗伤津液，肠道失润，从而易导致便秘。另外，孩子便秘与饮食不当也有很大的关系，如果孩子偏食，不爱吃蔬菜、水果，就很容易导致便秘。

红薯

红薯的主要功效是补脾益气、润肠通便，对于调理脾气虚弱型便秘有很好的疗效。红薯粥、蒸红薯都是不错的选择。

特别提示

培养孩子按时排便的习惯，建立排便反射。每次排便后可用温水洗净肛门。

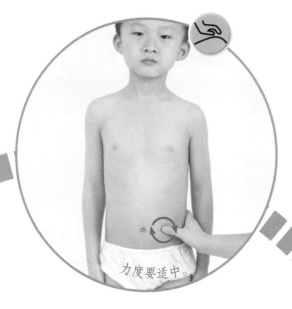

力度要适中。

按揉天枢穴

天枢穴在腹部，横平脐中，前正中线旁开2寸。先用手掌顺时针摩腹100圈，再按揉天枢穴50次。

揉大肠俞穴

大肠俞穴在脊柱区，第4腰椎棘突下，后正中线旁开1.5寸，具有疏调胃肠、理气化滞的功效，常用于辅助治疗腹胀、便秘等。用拇指指端按揉两侧大肠俞穴100次。

可两侧同时进行。

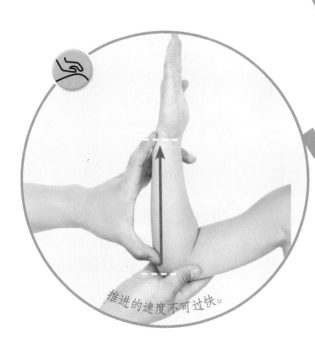

推进的速度不可过快。

推六腑

用拇指指腹在小儿前臂尺侧，自肘关节向掌根直推六腑200~300次。

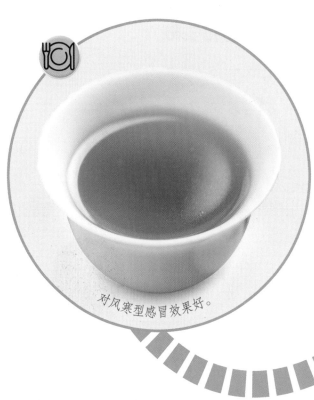

对风寒型感冒效果好。

姜糖饮

姜发散风寒的能力比较强，能起到除寒暖胃的功效。生姜搭配红糖、葱白一起煮水，孩子饮后可祛寒除湿，调理感冒。

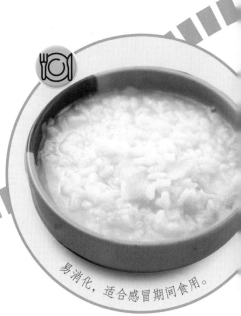

易消化，适合感冒期间食用。

脾虚的孩子
爱感冒

脾胃亏虚，运化功能失调，就容易导致身体弱，抵抗力低下，气候稍有变化就容易受外邪入侵而导致反复感冒或感冒后缠绵难愈。所以，要想减少生病，还得要重视对孩子脾胃的呵护。

粳米粥

粳米具有健脾胃、补中气的功效，可搭配红薯或栗子一起加水煮粥，煮至熟烂后食用。需要注意的是，红薯或栗子均不可大量食用，否则会导致消化不良。

特别提示

孩子生病时宜在医生指导下用药，不要擅自给孩子喂药，以免损伤孩子娇嫩的脾胃。生病期间也要清淡饮食，不要急着给孩子吃滋补品。

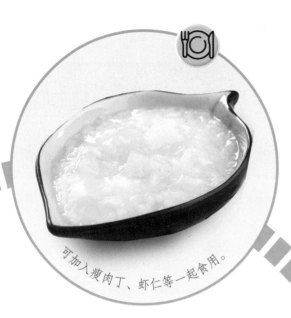

可加入瘦肉丁、虾仁等一起食用。

冬瓜粥

　　冬瓜有清热生津、利水止泻的功效，搭配荷叶一起煮粥可健脾祛湿。适用于孩子夏天受湿热引发的感冒。

揉大椎穴

　　大椎穴在脊柱区，第 7 颈椎棘突下凹陷中，后正中线上。用手指指腹按揉大椎穴50~100次，有祛风解表、增强体质的作用。

按揉力度可稍重。

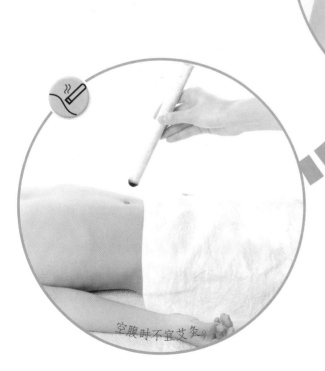

空腹时不宜艾灸。

灸神阙穴

　　神阙穴，又名脐中，艾灸神阙穴可以调理虚损、虚弱的身体。点燃艾条悬灸，约离肚脐 1 厘米为佳，以有温热感为度，每次灸 5~10 分钟。

年轻人如何实现极简、高效养脾胃

现如今，很多上班族和在校学生，由于工作、学习压力大，经常熬夜，饮食不规律，嗜甜、嗜辣、喜油腻，再加上情绪长期处于紧张、焦虑的状态，脾胃很容易出现问题。那么，年轻人应该通过哪些方式极简而高效地保养脾胃呢？

年轻时"人养胃"，年老时"胃养人"

随着生活方式的改变，脾胃疾病越来越年轻化，不少年轻人成了"胃病一族"。这和现在年轻人不良的饮食习惯、生活习惯有很大的关系。很多年轻人经常在外就餐、熬夜，喜吃酸辣、油腻的食品，不按时吃饭等，这些都容易导致脾胃问题。

要知道，脾胃若不及时调理，容易给人体造成很大的伤害。只有胃好了，身体才会更健康。民间也有"年轻时人养胃，临老时胃养人"的谚语。

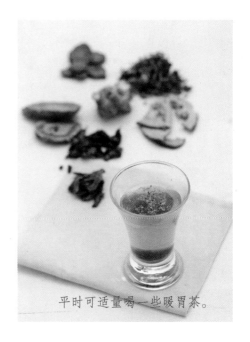

平时可适量喝一些暖胃茶。

年轻人常见脾胃病证型

　　年轻人易患实证脾胃病：如食滞伤胃型，多由饮食不规律导致；肝郁犯胃型，多与工作压力大、情志不畅有密切关系；脾胃滞热型，多与饮食肥甘厚腻、饮酒有关。

　　当一个人情志不畅、劳倦思虑太过、神魂无主而失眠时，体内气机就会发生变化，影响脏腑器官的功能，导致肝气失于调达。若肝疏泄不及，则易气郁、气滞，从而引起血淤、湿阻、痰凝，造成中焦阻滞、胃气不降。若肝疏泄太过，则易肝气上逆，从而引起肝阳上亢、克脾犯胃，导致脾胃不和。造成年轻人胃不好的原因还有很多，如饮食不规律、长期吃外卖、熬夜等，这些都很容易造成脾胃功能紊乱，严重的话还会导致胃炎、胃溃疡等疾病。

年轻人如何预防脾胃病

01 每日三餐应定时吃，长时间空腹会引起胃肠蠕动发生变化，进而引发脾胃病。

02 远离辛辣、油腻的食物，辣椒对脾胃的刺激性很大。

03 戒烟戒酒，可大大降低脾胃病的发病率。

04 久坐不动易导致胃肠蠕动力不足，应每间隔1小时站起来活动几分钟。

05 饮食速度不宜过快，否则不仅不利于消化，还容易导致肥胖。

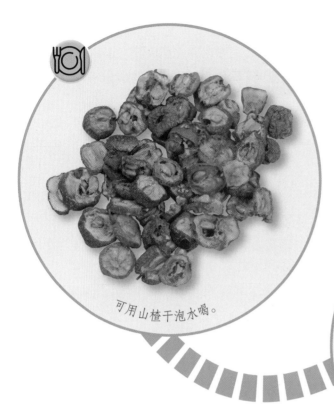

可用山楂干泡水喝。

山楂干

山楂干富含膳食纤维、维生素、柠檬酸等营养素，口味也很好，是消食化积、醒脾健胃的佳品。

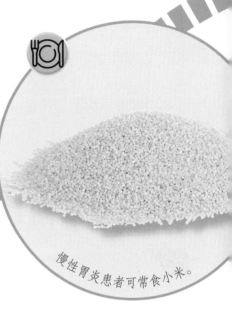

慢性胃炎患者可常食小米。

年轻人极简、高效养胃方

胃病的致病因素与生活习惯、饮食习惯有很大关系。对于健康意识较差、有不良习惯的年轻人来说，更容易发生胃病。

小米

小米是广为人知的养胃食品之一。小米粥具有很好的养胃和保护肠道的功效，可搭配山药、薏米和大枣等一起食用。

特别提示

进食速度过快，食物得不到充分咀嚼，会加重胃肠负担，导致消化不良等疾病。

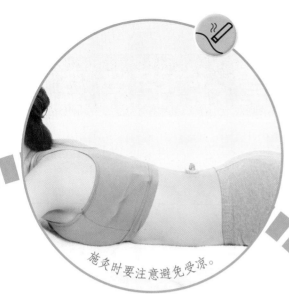

施灸时要注意避免受凉。

灸命门穴

　　命门穴在脊柱区，第2腰椎棘突下凹陷中，后正中线上。艾灸命门穴可以助阳、健脾胃，还能使人精力充沛，减轻疲劳感。隔姜灸命门穴，每次灸5~7壮，每天灸1次，以局部有温热感而无灼痛感为宜。

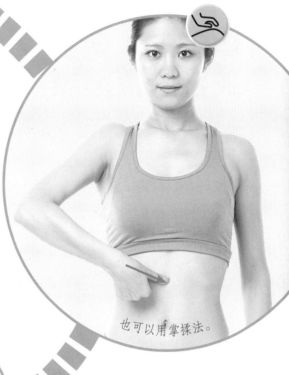

也可以用掌揉法。

按中脘穴

　　中脘穴能振奋脾胃之气，使其运化功能正常发挥。中脘穴在上腹部，脐中上4寸，前正中线上。每天用拇指点按中脘穴3~5分钟，100~200次为宜。

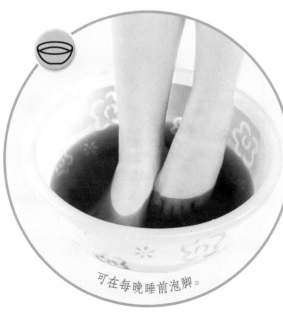

可在每晚睡前泡脚。

艾叶水泡脚

　　艾叶能起到抑菌杀菌的作用。其性温，入脾经，也能起到暖脾除寒的作用。泡脚水的温度要维持在40℃左右，泡至全身微微出汗效果较好。

中老年人调理脾胃，增强免疫力

人老脾先衰，脾虚百病生。脾胃是专门处理水液运化的，如果脾胃虚弱，人体的免疫力就会下降。中老年人脾胃虚弱，可以从饮食等方面进行调理，并适量运动；也可以通过按摩、拔罐等方法进行调理。

中老年人更要关注脾胃健康

人的衰老除了与肾气虚衰有密切关系外，脾胃虚衰也是一大重要因素。脾胃虚弱容易导致身体各系统功能失调，身体的代谢和修复系统也会受到影响，细胞的老化速度会加快，因此人看起来比较苍老。同时，脾胃虚弱还会导致精血亏虚，使得皮肤变得干燥，出现皱纹和色斑等老化现象。因此，脾胃虚衰的人往往看起来要比同龄人苍老憔悴。中老年人重要的还是要呵护好脾胃。脾胃好，才能为身体提供足够的营养，让身体抵抗力更强，同时人也显得更年轻。

中老年人常见脾胃病证型

中老年人脾胃功能逐渐下降，营养吸收功能受到影响，易生脾胃病，多表现为受纳、运化、统血、制水、升降等功能失调。常见脾胃病证型有以下几种：一是脾胃虚证，如脾胃阴虚型、脾不统血型等；二是脾胃实证，如食滞中脘型、胃肠积热型、肝气犯胃型等；三是虚实夹杂证，如脾虚浊阻型等。中老年人日常保养应注意健脾胃、扶正气，不仅可增强机体防御机能，还能抗衰防病。

中老年人如何预防脾胃病

01 中老年人消化系统减弱，饮食要尽量清淡，少吃油腻食物，每餐不可吃太多，多则不消化。

02 中老年人咀嚼能力下降，特别是老年人牙齿常有松动和脱落现象，饭菜软烂，更易于消化吸收，减轻胃肠负担。

03 进食要细嚼慢咽。对食物充分咀嚼，咀嚼次数越多，随之分泌的唾液也越多，对胃黏膜有保护作用。

04 每天进行30分钟以上舒缓型有氧运动，如打太极拳、做八段锦、快步走等。

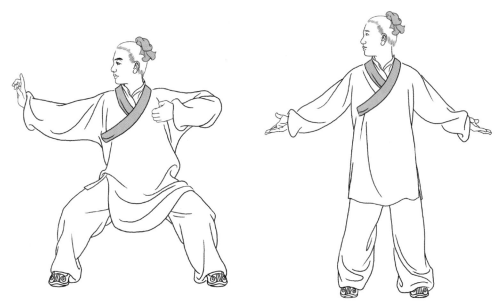

经常进行有氧运动有助于祛除体内湿气，健脾气。

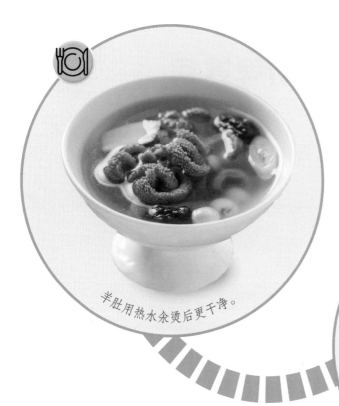

羊肚用热水汆烫后更干净。

羊肚汤

　　羊肚性温，具有补脾助阳、温胃止痛的作用。中老年人脾胃功能虚弱，容易胃寒、怕冷，可以食用羊肚汤来暖胃除寒。

血压偏低者要慎用。

中老年人脾胃虚弱如何调理

　　中老年人脾胃虚弱可以通过食疗、按摩等方法来进行调理，宜长期坚持。另外，还要适当运动、戒烟戒酒、保持心情愉快，这样脾胃会越来越好，身体也会越来越健康。

芹菜

　　芹菜能促进胃肠蠕动，润肠通便。身体虚弱者、内热烦躁者都可适量食用。

特别提示

随着年龄增长，人体脾胃功能会逐渐下降，可能会出现消化不良、口干口苦、腹部发胀等症状，因此，饮食上要少盐少油，可以适当吃一些新鲜的蔬菜、水果，如莲藕、山药、菠菜、苹果等，这对于中老年人脾胃虚弱有一定的改善作用。

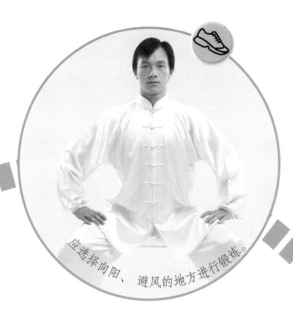

应选择向阳、避风的地方进行锻炼。

运动

　　每天进行 30 分钟以上舒缓型有氧运动，如打太极拳、做八段锦、快步走等，都有助于脾胃功能的增强。

揉脊中穴

　　脊中穴在脊柱区，第 11 胸椎棘突下凹陷中，后正中线上。按揉脊中穴具有很好的健运脾胃的作用。

以有酸胀感为度。

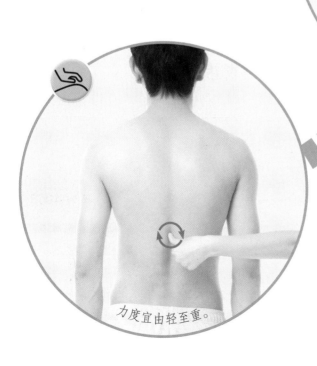

力度宜由轻至重。

揉中枢穴

　　中枢穴在脊柱区，第 10 胸椎棘突下凹陷中，后正中线上。用拇指按揉中枢穴可健脾胃、促消化。

脾虚易老，女人脾胃好气色就好

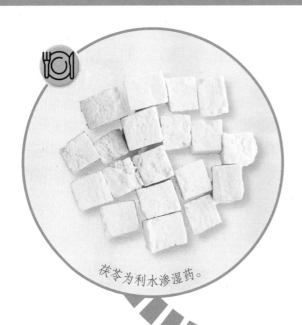

茯苓为利水渗湿药。

茯苓

茯苓能健运脾气，对脾胃虚弱者很有帮助。茯苓的食用方法有很多种，可以磨成粉，用水冲服，也可以煮粥、煲汤，或做成茯苓饼食用。

葛根不宜空腹食用。

喝凉水都长肉，多是脾虚惹的祸

很多女性明明没吃多少东西，但是身材却偏胖，甚至"喝凉水都长肉"，造成虚胖的"元凶"就是脾虚。脾脏一旦虚弱，人体摄入的营养物质就没有办法正常地吸收、消化、运行以及排泄，这些物质滞留在体内就会导致虚胖。

葛根

葛根能解肌退热、生津止渴，可以直接切片泡水喝，也可以和排骨等一起煲汤喝。

特别提示

人的情绪变化会直接影响到脾胃的功能。现代女性兼顾工作和生活，精神紧绷，心理压力大，导致脾胃越来越虚弱。女性平时要保持愉悦的心情，及时疏导和释放坏情绪。

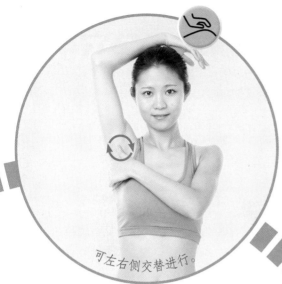

可左右侧交替进行。

按揉极泉穴

极泉穴在腋区，腋窝中央，腋动脉搏动处。按揉极泉穴可以促进体液循环，增强消化能力，对多种原因引起的胃胀都有效果。用手指按揉极泉穴 3~5 分钟，力度可稍重。

拔丰隆穴

丰隆穴在小腿外侧，外踝尖上 8 寸，胫骨前肌的外缘。在丰隆穴拔罐能祛寒除湿，让脾得健运，气血充盈。将火罐吸拔在穴位上，每次可吸拔 10~15 分钟。

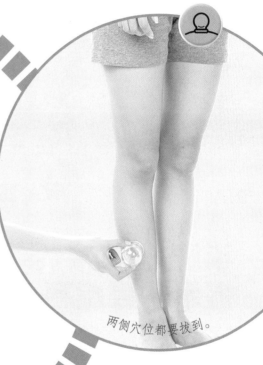

两侧穴位都要拔到。

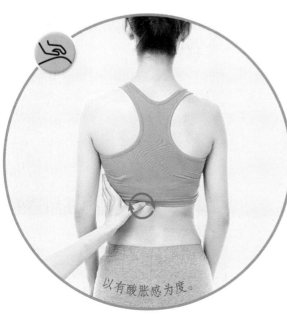

以有酸胀感为度。

按揉胃俞穴

胃俞穴在脊柱区，第 12 胸椎棘突下，后正中线旁开 1.5 寸，具有健脾和胃、理中降逆的功效。用拇指指腹按揉胃俞穴 1~3 分钟。

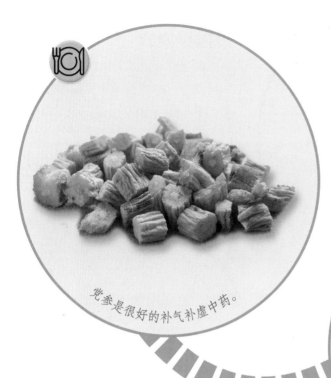

党参是很好的补气补虚中药。

党参

党参，性平，味甘，有健脾益肺、养血生津的作用，可用其熬粥、煲汤、煮茶、泡酒等。

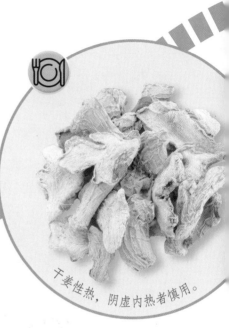

干姜性热，阴虚内热者慎用。

手脚冰凉，提示脾胃虚寒

很多女性总是怕冷，不仅冬天经常冻得直哆嗦，甚至夏天也手脚冰凉。中医认为，手脚冰凉是体内阳气亏损造成的，阳虚则寒生。

干姜

干姜性热，味辛，有温中散寒、回阳通脉的作用。可以配合大枣或甘草煮水或熬粥，以温阳通脉，通达四肢。

特别提示

不论天气寒冷还是炎热，女性都不宜穿暴露腹部的衣服，否则不仅易损伤脾胃，还会诱发妇科疾病。

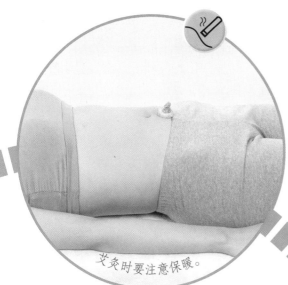

艾灸时要注意保暖。

灸气海穴

气海穴在下腹部，脐中下 1.5 寸，前正中线上。对气海穴进行艾灸，能起到除寒暖胃的功效，可改善脾胃阳气不足、寒邪内停所导致的手脚冰凉。隔姜灸气海穴，每次灸 5~7 壮，每天灸 1 次。

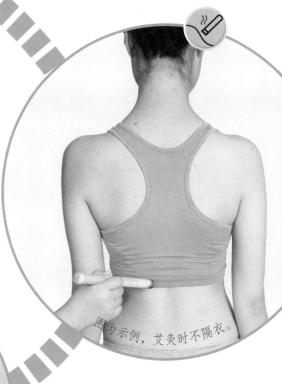

图为示例，艾灸时不隔衣。

灸脾俞穴

脾俞穴为脾气输注之处，是治疗脾脏疾病的关键穴位，在脊柱区，第 11 胸椎棘突下，后正中线旁开 1.5 寸。用艾条温和灸 10~15 分钟，每天 1 次。

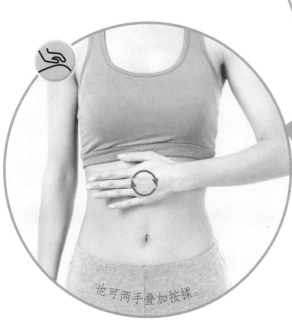

也可两手叠加按揉。

揉中脘穴

中脘穴在上腹部，脐中上 4 寸，前正中线上，能振奋脾胃之气，使其运化功能正常发挥。用手掌按压在中脘穴上，顺时针按揉，每次可按揉 3~5 分钟。

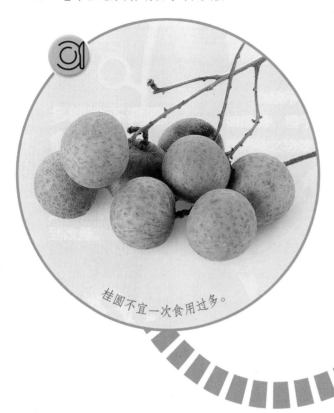

桂圆不宜一次食用过多。

桂圆

桂圆性温，有补益心脾的作用，也适合脾胃受寒者食用。将大枣、鲜桂圆肉放入锅中，加适量水，先大火煮沸，再改小火炖煮即可。也可用桂圆干与粳米、莲子一起煮粥。

用白扁豆煮粥宜提前泡发。

面有"菜色"，你该补补脾了

脾为气血生化之源，脾虚就会导致气血不足，脾虚的女性多会有面色发黄或苍白的现象。所以，女性在平时应做好脾胃的调养，调整好作息，并控制进食量，以免增加脾胃负担。

白扁豆

白扁豆有健脾化湿、和中消暑的功效，可用于辅助治疗脾虚泄泻、食欲不振、白带过多。白扁豆可以和粳米一起煮粥，也可以和猪蹄、木瓜等一起煲汤。

特别提示

大量、频繁摄入甜食会损伤脾胃，爱吃甜食的女性要注意忌口。

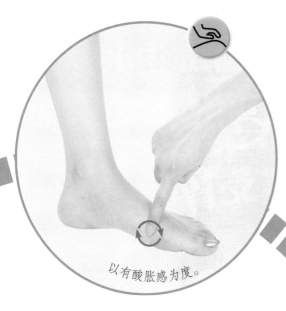

以有酸胀感为度。

揉太白穴

太白穴在跖区，第1跖趾关节后下方赤白肉际凹陷中。用食指指腹反复按揉太白穴3~5分钟，力度可稍重。

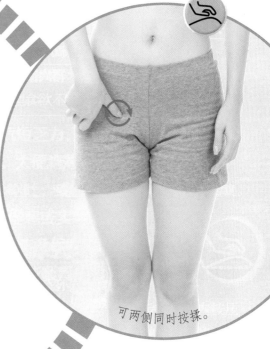

可两侧同时按揉。

揉冲门穴

冲门穴是足太阴脾经上的穴位，位于腹股沟区，腹股沟斜纹中，髂外动脉搏动处的外侧。经常用搓热的手按揉冲门穴，可以健脾温中。冲门穴与足三里穴、三阴交穴等穴位搭配效果更佳。

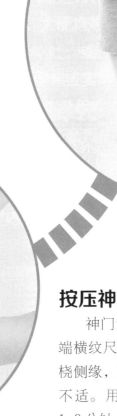

可左右手交替进行。

按压神门穴

神门穴在腕前区，腕掌侧远端横纹尺侧端，尺侧腕屈肌腱的桡侧缘，刺激此穴可以调理脾胃不适。用手指指腹按压神门穴1~3分钟，以有酸胀感为宜。

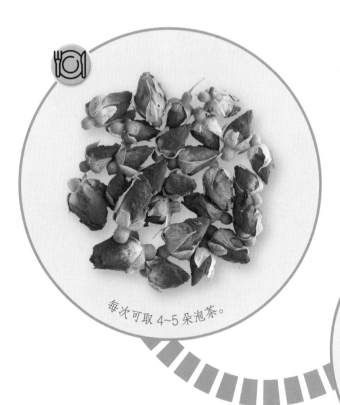

每次可取 4~5 朵泡茶。

玫瑰花

中医认为，玫瑰花味甘、微苦，性温，能够调理气血，美容养颜，保护肝脏，调节胃肠功能。经常饮用玫瑰花茶有助于促进新陈代谢。可与金银花搭配一起泡茶喝。

血糖高者食用可不加冰糖。

皮肤干燥、长斑，健胃补脾是关键

脾胃功能直接影响着皮肤的好坏。女性常见的一些皮肤问题，比如皮肤干燥、长斑等多与脾胃功能失调有很大的关系，所以调理好脾胃对女性的皮肤保养是非常关键的。

银耳羹

银耳不仅可以滋阴生津、润燥养胃，还能美容养颜。将银耳泡发，洗净，撕成小朵与大枣一起放入砂锅，加清水，大火煮沸，小火煲 1 小时，加冰糖调味即可食用。

特别提示

要按时吃一日三餐，合理安排休息时间，不过度劳累，要劳逸结合。

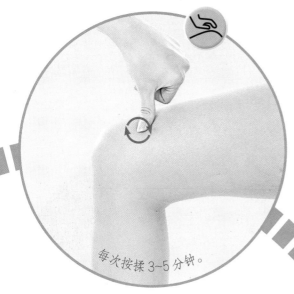

每次按揉 3~5 分钟。

揉血海穴

　　血海穴在股前区，髌底内侧端上2寸，股内侧肌隆起处，是脾经经血聚集之地，具有化血为气、运化脾血的功效。对于女性来说，每天早、晚按揉血海穴，可使肌肤细腻红润有光泽。

按压足三里穴

　　足三里穴在小腿外侧，犊鼻穴下3寸，犊鼻穴与解溪穴连线上。刺激足三里穴具有燥化脾湿、生发胃气的作用。用拇指指腹按压足三里穴，每次按压 5~10 分钟，可以使胃肠功能得到改善。

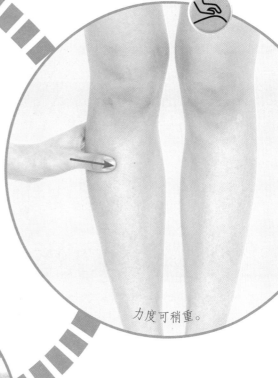

力度可稍重。

刺激此穴可调节胃腑功能。

灸胃俞穴

　　胃俞穴在脊柱区，第12胸椎棘突下，后正中线旁开1.5寸处。点燃艾条，距离皮肤 3~5 厘米，温和灸胃俞穴 10~15 分钟。

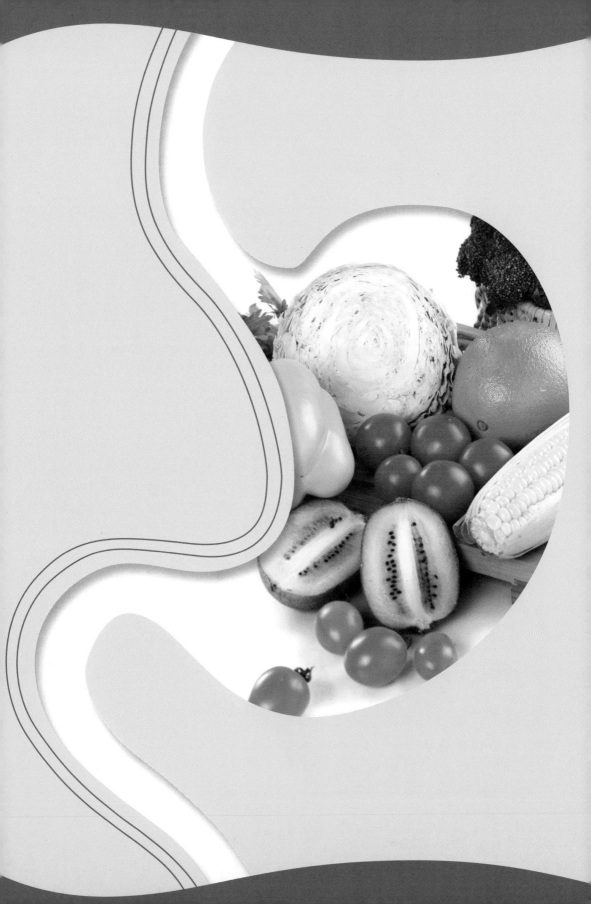

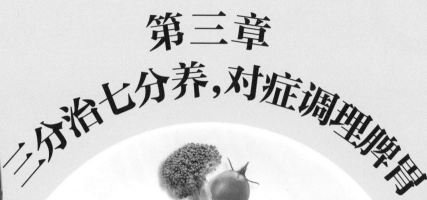

第三章
三分治七分养,对症调理脾胃

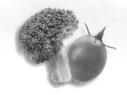

　　脾胃病要三分治七分养。对于脾胃病患者而言,配合医生治疗的同时,也要在日常生活中悉心调养,脾胃才会一天比一天好。脾胃病有许多种,如慢性胃炎、胃结石、胃下垂等,针对不同的脾胃病,有不同的调理方法。本章专门介绍了同一疾病不同证型的调理方法,一起来了解一下吧!

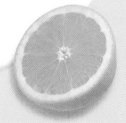

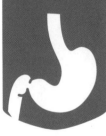

口臭

　　口臭是指从口腔或鼻、鼻窦、咽等部位所散发出的臭气，也称为"口气"或"口腔异味"。若口臭迟迟不见好转，甚至日益加重，提示很有可能潜在严重的胃肠病。

口臭
有哪些表现

　　明显口臭，可有牙龈肿痛，局部发热，常伴有舌苔厚腻、口干口苦、胸闷、肠胃不适、上火、身体发热、烦躁等症状。

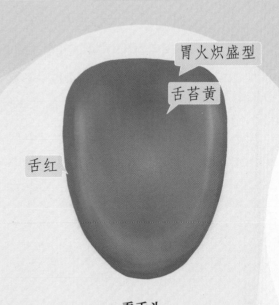

胃火炽盛型

舌苔黄

舌红

看舌头

舌红，舌苔黄，少津，多为胃火炽盛型。（舌红，舌苔少，多为肺胃郁热型。舌苔厚腻，多为胃肠食积型。）

　　口腔局部疾患是导致口臭的常见因素。此外，**胃火旺**也是导致口臭的原因之一。

不同证型口臭

〉胃火炽盛型

口气热臭，常伴有齿痛、头痛、口干咽痛、尿黄、便秘等。多由胃受热邪侵袭，或过食辛温香燥、嗜酒、嗜食肥甘等引起。调理以清热泻火、清胃凉血为主，平时少食肥甘及辛辣刺激性食物。

〉肺胃郁热型

口气臭秽，可伴有鼻塞喉痛、鼻子不闻香臭、鼻干燥、咽喉肿痛、咳喘、咯吐脓痰等。多由外邪凝滞、肺胃郁热上攻引起。调理以清热解毒、降燥润肺为主，少食辛温助热的食物。

〉胃肠食积型

口出酸腐臭气，嗳气频作，肠腹胀满，大便臭如败卵等。多由过饱伤胃、宿食停滞胃中引起。调理以健脾消食、清胃热为主。一日三餐不宜吃得过饱，每餐七八分饱即可，少食多餐。

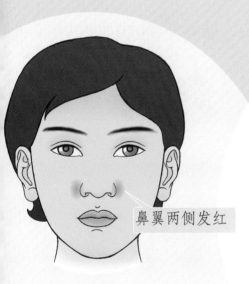

看面部

胃反射区域在鼻翼。若鼻翼发红，多提示有胃火，患者易饥饿，有口臭。

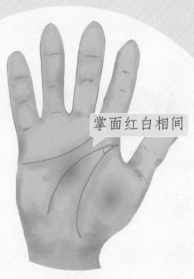

掌面红白相间

鼻翼两侧发红

看手掌

内热掌，掌面红白相间，皮肤表层高低不平。患者易口臭，同时多伴有咽干、口苦等。

多管齐下调理口臭

由个人卫生习惯不良导致的口臭可通过注意个人卫生改善。如果是由相关疾病引起的口臭，就需要进行对症治疗。

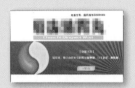

▲积极治疗引起口臭的相关疾病，如牙周炎、肝炎、胃病等。

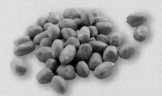

▲多食用润肠食物，如蜂蜜、芝麻、花生等。也可食用清肠食物，如木耳等。

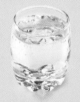

▲平时应保持口腔湿润，勤喝水，注意口腔卫生，养成饭后漱口的习惯。

饮食调理口臭

口臭多由胃肠黏膜自律性失调，使清香之气不升，浑浊之气不降，浊气横冲犯上引起。

薄荷豆腐汤

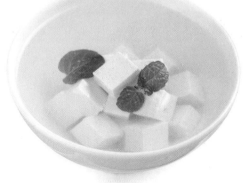

此汤对口臭和便秘都有效果。

薄荷 20 克，豆腐 100 克。薄荷洗净，豆腐切块。薄荷和豆腐块放入砂锅中，加入水煮沸，转小火稍煮，加盐调味即可。

薄荷： 利咽喉、清新口气

豆腐： 宽中益气，和脾胃、消胀满

温馨提示： 经常腹泻的人不宜食用

巧用穴位缓解口臭

按摩大都穴

大都穴在足趾，第1跖趾关节前下方赤白肉际凹陷处。用食指指腹按揉大都穴，每次3~5分钟。

疗法： 按摩　　　　**时间：** 3~5分钟

功效： 泻火除湿

适用人群： 不同证型口臭者

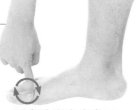

以有酸胀感为度。

按摩大陵穴

大陵穴在腕前区，腕掌侧远端横纹处，掌长肌腱与桡侧腕屈肌腱之间。按揉大陵穴，每次3~5分钟。

疗法： 按摩　　　　**时间：** 3~5分钟

功效： 清心降火

适用人群： 不同证型口臭者

力度宜由轻至重。

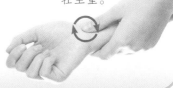

按摩太白穴

太白穴在跖区，第1跖趾关节后下方赤白肉际凹陷处。用食指指腹按揉太白穴，每次3~5分钟。

疗法： 按摩　　　　**时间：** 3~5分钟

功效： 消食化滞

适用人群： 不同证型口臭者

也可用点按法。

刮痧公孙穴

公孙穴在跖区，第1跖骨底前下缘赤白肉际处。用面刮法刮拭公孙穴，以出痧为宜。

疗法： 刮痧

时间： 3~5分钟

功效： 理脾胃、调冲任

适用人群： 不同证型口臭者

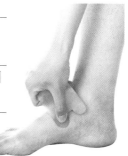

刮痧后不能立即洗澡。

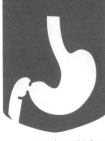

胃酸过多

胃酸可以帮助消化，但胃酸分泌过多会伤及胃、十二指肠，导致反胃、吐酸，严重者甚至会出现胃穿孔、胃溃疡、十二指肠溃疡等症状。

胃酸过多
有哪些表现

胃酸过多会出现恶心、消化不良、反酸、胃烧灼等症状，同时还会伴有口臭等症状。

胃酸过多多是由**生活作息不规律、饮食不当、细菌感染或饮酒**等引起的。

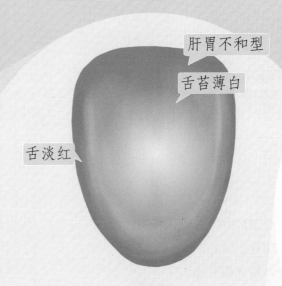

肝胃不和型

舌苔薄白

舌淡红

看舌头

舌淡红，苔薄白，多为肝胃不和型。（舌紫暗或有瘀斑，多为气血淤阻型。舌淡，苔白或白腻，多为气郁痰阻型。）

不同证型胃酸多

〉肝胃不和型

烧心，反酸，胸骨后或胃脘部疼痛，胃脘胀闷，嗳气频频，大便不畅。每因情志因素而发作，调理以疏肝解郁、和胃降逆为原则。

〉气血淤阻型

胸骨后或胃脘部刺痛，偶有烧心、反酸，脘腹胀满，吐血，黑便，嗳气不舒，形体瘦弱，吞咽不利。调理以理气活血、和胃降逆为原则，可使用丹参饮和失笑散等，用药时需遵医嘱。

〉气郁痰阻型

咽喉不适，如有物梗阻，甚则咽痛，每因情志不畅而加重，时伴有烧心、反酸，胃中嘈杂不适，或咽痒咳嗽，或痰鸣气喘，或声音嘶哑、大便不爽。调理以开郁化痰、和胃降逆为原则。

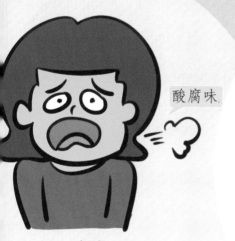

酸腐味

闻诊

闻气味：进食之后，偶有嗳气、反酸，伴有酸腐味。

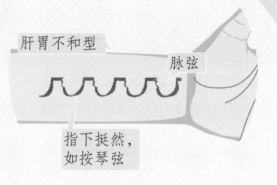

肝胃不和型

脉弦

指下挺然，如按琴弦

切脉

脉弦多为肝胃不和型。（脉涩或弦多为气血淤阻型。脉弦滑多为气郁痰阻型。）

多管齐下调理胃酸过多

胃酸过多的患者，一定要注重日常生活的护理和饮食调理。

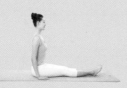

▲不要穿过紧的衣裤，否则胃内压力增大，容易使胃液上逆。

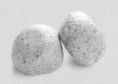

▲苏打饼干、馒头等弱碱性食物，可在一定程度上减轻胃酸对消化道黏膜的刺激。

▲如果通过调整饮食没能得到改善，可以在医生的指导下服用抑酸的药物。

饮食调理胃酸过多

　　胃酸过多的患者在日常生活中可以吃一些清淡、易消化的食物，比如小米、山药、软面条等，可以有效稀释胃酸，起到养胃的作用。

山药小米粥

尤其适合老人、孩子吃。

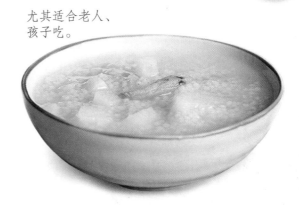

　　山药50克，小米50克，生姜1片。小米洗净入锅加水煮粥，山药削皮洗净切成块。粥煮开后把山药块、生姜片加入，继续煮到粥黏稠即可食用。

山药：补脾养胃、补肾涩精

小米：补益脾胃

生姜：解表散寒

温馨提示：便秘者不宜食用太多山药

巧用穴位缓解胃酸过多

按摩梁丘穴

梁丘穴在股前区，髌底上2寸，股外侧肌与股直肌肌腱之间。用拇指指腹按揉梁丘穴，双腿各1~3分钟。

疗法： 按摩	**时间：** 1~3分钟
功效： 理气和胃	
适用人群： 不同证型胃酸过多者	

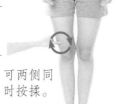

可两侧同时按揉。

按摩三阴交穴

三阴交穴在小腿内侧，内踝尖上3寸，胫骨内侧缘后际。用拇指指腹按揉三阴交穴，双腿各3~5分钟，早、晚各1次。

疗法： 按摩	**时间：** 3~5分钟
功效： 滋阴健脾	
适用人群： 不同证型胃酸过多者	

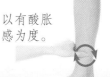

以有酸胀感为度。

按摩足三里穴

足三里穴在小腿外侧，犊鼻穴下3寸，犊鼻穴与解溪穴连线上。用拇指指腹按压足三里穴3~5分钟，以有酸胀感为宜。

疗法： 按摩	**时间：** 3~5分钟
功效： 生发胃气	
适用人群： 不同证型胃酸过多者	

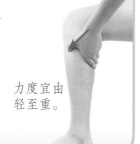

力度宜由轻至重。

拔胃俞穴

胃俞穴在脊柱区，第12胸椎棘突下，后正中线旁开1.5寸。用火罐拔胃俞穴，留罐5~10分钟，隔天1次。

疗法： 拔罐	
时间： 5~10分钟	
功效： 和胃降逆	
适用人群： 不同证型胃酸过多者	

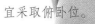

宜采取俯卧位。

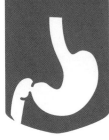

腹胀

腹胀是一种常见的消化系统症状。可以是主观上的感觉，当腹胀发生时，人会感觉腹部的一部分或全腹部胀满，通常伴有呕吐、腹泻、嗳气等症状，也可以是一种客观上的检查所见，如发现腹部部分或全腹部膨隆。

腹胀
有哪些表现

包括呕吐、嗳气、便秘、肛门排气增加、发热、胃部有振水音等。大多数腹胀者均有在日间腹胀进行性地发展和在夜间休息后减轻或消失的现象。

腹胀多是由**胃肠道胀气**和各种原因所致的**功能性消化不良**等引起的。

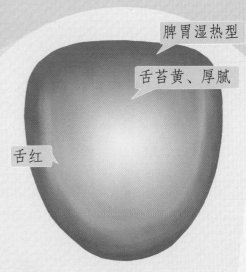

脾胃湿热型

舌苔黄、厚腻

舌红

看舌头

舌质红，舌苔黄、厚腻，多为脾胃湿热型。（舌质淡，舌苔白厚或白腻，舌体胖大，多为脾虚湿阻型。舌质淡红，多为肝郁气滞型。）

不同证型腹胀

〉脾胃湿热型

脘腹部胀闷，有灼热感；口干口苦；大便黏滞不爽，小便短赤；肢体困重，食少纳呆。本证型可因喜食膏粱厚味或湿热内蕴脾胃引起，调理以清热祛湿、理气消滞为主。

〉脾虚湿阻型

脘腹胀满，身有微热，肢体困重，大便溏而不爽；心烦喜呕，不思饮食，口渴不欲多饮。调理以健脾益气、化湿和中为主。可用具有芳香化湿、醒脾、利水渗湿作用的中药方。

〉肝郁气滞型

腹胁胀满，以两胁为主，于情志不畅时加重；善太息，嗳气频作；胀满攻窜，窜及两胁。调理以疏肝解郁、行气导滞为主。怒伤肝，宜注意调节不良情绪。

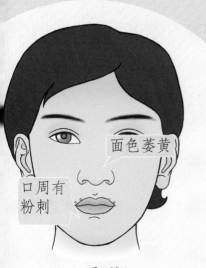

看面部

面色萎黄，口周易起粉刺者，注意预防腹胀。

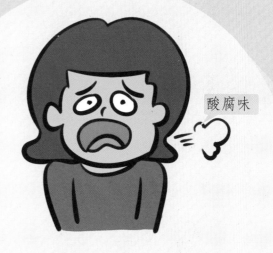

闻诊

闻气味：进食之后，偶有嗳气伴酸腐味者，注意预防腹胀。

多管齐下调理腹胀

良好的饮食和生活习惯对腹胀有缓解作用。

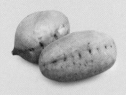

▲红薯、蚕豆、栗子、黄豆、芋头等食物均属产气食物，不宜过多食用，以免加剧腹胀。

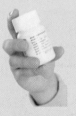

▲腹胀严重者可在医生指导下适量服用药物。

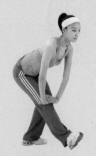

▲适当增加运动量，并注意腹部保暖，有助于促进胃肠道蠕动，从而减轻胀气。

饮食调理腹胀

　　腹胀是常见的胃肠不适症状，常在消化功能紊乱的情况下发生。除了需要药物治疗外，在日常饮食中加以调理也能减轻腹胀。可适量摄入理气的食物，如玫瑰花、陈皮等。

橘核玫瑰花粥

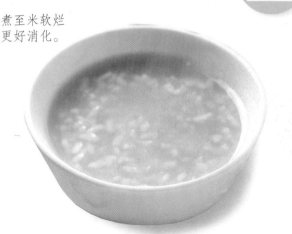

煮至米软烂更好消化。

　　橘核、玫瑰花各 3 克，粳米 50 克。将橘核、玫瑰花加水煎汁，去渣，加粳米煮粥即可。

橘核：	理气、散结
玫瑰花：	行气解郁
温馨提示：	便秘患者不宜食用

巧用穴位缓解腹胀

拔罐脾俞穴

脾俞穴在脊柱区，第11胸椎棘突下，后正中线旁开1.5寸。选择大小适宜的火罐，吸拔于脾俞穴上，留罐10~15分钟。

疗法： 拔罐　　**时间：** 10~15分钟

功效： 利湿升清

适用人群： 脾虚湿阻型腹胀者

拔罐后要注意保暖。

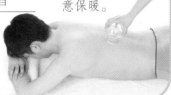

拔罐胃俞穴

胃俞穴在脊柱区，第12胸椎棘突下，后正中线旁开1.5寸。选择大小适宜的火罐，在胃俞穴处吸拔10~15分钟。

疗法： 拔罐　　**时间：** 10~15分钟

功效： 和胃降逆

适用人群： 脾胃湿热型腹胀者

拔罐后当天尽量不要洗澡。

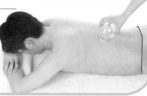

按摩中脘穴

中脘穴在上腹部，脐中上4寸，前正中线上。用拇指指腹按揉中脘穴，每次3~5分钟。

疗法： 按摩

时间： 3~5分钟

功效： 和胃健脾

适用人群： 不同证型腹胀者

以有酸胀感为度。

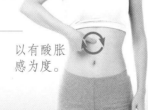

艾灸神阙穴

神阙穴在脐区，脐中央。用艾炷隔盐灸5~10分钟。

疗法： 艾灸　　**时间：** 5~10分钟

功效： 和胃健脾

适用人群： 肝郁气滞型腹胀者

可每天灸1次。

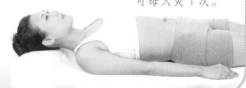

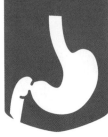

胃痛

胃痛，是指以上腹胃脘部近心窝处疼痛为症状的一种疾病。胃是主要病变脏腑，常与肝、脾等内脏功能失调有密切关系。胃气郁滞、失于和降是胃痛的主要病机。胃痛部位以心窝部为主，有时仅为上腹部不适或隐痛。较典型的特征是痛而无规律，进食后也不会缓解。

胃痛
有哪些表现

疼痛是胃痛常见的症状之一，表现形式有隐痛、刺痛、绞痛、胀痛。除疼痛外，还可表现为气胀、食胀、舌淡无味等。气胀指胃内的气体不能及时、正常地排出。食胀指胃不能正常消化食物，或者胃肠蠕动过慢。舌淡无味指患者口不知味，饥不欲食。

胃痛多由**外感寒邪、饮食不当、情志不畅、脾胃素虚等**引发。

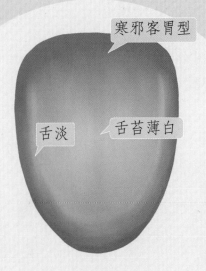

寒邪客胃型

舌淡　舌苔薄白

看舌头

舌淡，舌苔薄白，多为寒邪客胃型胃痛。
（舌红，苔黄，多为脾胃湿热型胃痛。舌淡，苔白，多为脾胃虚寒型胃痛。）

不同证型胃痛

〉寒邪客胃型

胃痛暴作（或猝感寒邪，或饮食生冷所致），恶寒喜暖，得温痛减，遇寒加重，口淡不渴，或喜热饮。舌淡苔薄白，脉弦紧。调理以温胃散寒、行气止痛为主。

〉脾胃湿热型

胃脘疼痛，痛势急迫，痞闷灼热，口干口苦，口渴而不欲饮，身重倦怠，纳呆恶心，小便色黄，大便不畅。舌苔黄腻，脉滑数。调理以清中化湿、理气和胃为主。

〉脾胃虚寒型

胃痛隐隐，绵绵不休，喜温喜按，空腹痛甚，得食则缓，劳累、受凉后发作或加重，泛吐清水，手足不温，大便溏薄。舌淡苔白，脉虚弱或迟缓。调理以温中健胃、和胃止痛为主。

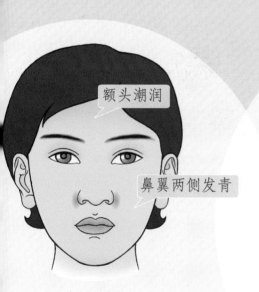

看面部

面部的胃反射区域在鼻翼。若鼻翼部发青、软塌，且额部潮润，说明可能经常胃痛，而且持续时间较长。

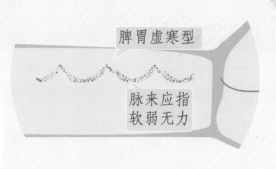

切脉

脉虚弱或迟缓，多为脾胃虚寒型。（脉弦紧，多为寒邪客胃型。脉滑数，多为脾胃湿热型。）

多管齐下调理胃痛

胃痛患者应纠正不良的饮食习惯和生活习惯，以减轻胃的负担。

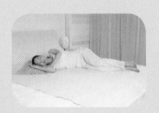

▲经常胃痛者应注意规律作息，避免熬夜以及过度劳累。

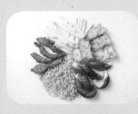

▲在饮食上应该避免暴饮暴食，减少油腻、刺激性食物的摄入，并且应避免进食过凉或过烫食物，同时注意腹部保暖。

饮食调理胃痛

　　胃痛患者应注意营养均衡，日常饮食应注意摄入富含维生素的食物，且应避免食用辛辣刺激或过烫的食物，以保护胃黏膜和提高其防御能力。

橘皮大枣茶

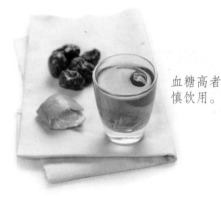

血糖高者慎饮用。

　　鲜橘皮 10 克，大枣 3 颗。将鲜橘皮、大枣放入锅中，加水，大火煮沸，改小火煮 15 分钟，加冰糖调味即可饮用。

鲜橘皮： 健脾理气

大枣： 补中益气、养血安神

冰糖： 补中益气

温馨提示： 胃酸过多者不宜饮用

巧用穴位缓解胃痛

艾灸足三里穴

足三里穴在小腿外侧，犊鼻穴下3寸，犊鼻穴与解溪穴连线上。用艾条温和灸足三里穴10~15分钟。还可在艾灸前用拇指指腹按压足三里穴，每次3~5分钟，可以使胃肠功能得到改善。

疗法： 艾灸
功效： 行气消胀
适用人群： 不同证型胃痛者

时间： 10~15分钟

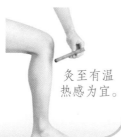

灸至有温热感为宜。

按摩阴都穴

阴都穴在上腹部，脐中上4寸，前正中线旁开0.5寸。用拇指指腹按揉阴都穴，每次3~5分钟，对食欲缺乏、腹胀、胃痛有很好的辅助治疗效果。

疗法： 按摩
功效： 降浊升清
适用人群： 不同证型胃痛者

时间： 3~5分钟

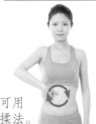

也可用掌揉法。

拔罐天枢穴

天枢穴在腹部，横平脐中，前正中线旁开2寸。选择大小适宜的火罐，吸拔天枢穴，留罐10~15分钟。

疗法： 拔罐
时间： 10~15分钟
功效： 清利湿热
适用人群： 脾胃湿热型胃痛者

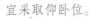

宜采取仰卧位。

按摩中脘穴

中脘穴在上腹部，脐中上4寸，前正中线上。用拇指指腹在脐上腹部中脘穴按揉3~5分钟，以感到发热为宜。

疗法： 按摩
时间： 3~5分钟
功效： 通腑降气
适用人群： 不同证型胃痛者

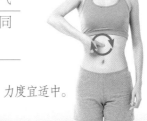

力度宜适中。

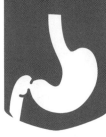

消化不良

　　消化不良是一种临床症候群，多是由胃动力障碍所引起的。消化不良主要分为功能性消化不良和器质性消化不良。其中，功能性消化不良属中医的"脘痞""胃痛""嘈杂"等范畴。

消化不良
有哪些表现

　　腹胀，用手触按胃部，感觉有气或有硬物。反酸、呕吐，呕吐物大多是食物残渣。便秘或腹泻。夜里不易安睡，睡后常做噩梦。

　　心理和精神的**不良应激**、**不规律进食**、**空腹食用刺激性食物**、环境温度的影响、幽门螺杆菌感染等均会导致消化不良。

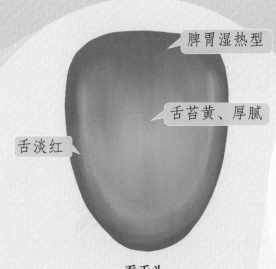

脾胃湿热型

舌苔黄、厚腻

舌淡红

看舌头

舌淡红，舌苔黄、厚腻，多为脾胃湿热型。（舌淡，舌苔白，多为脾胃虚寒型。舌质淡或红，舌苔薄黄或黄白，多为寒热错杂型。）

不同证型消化不良

〉脾胃湿热型

脘腹胀满或疼痛；身重困倦，恶心呕吐，尿少短黄，大便溏泻；食少纳呆，渴多不饮。多由外感湿邪或饮食不节、过食肥甘所致。调理以清热除湿、健脾和胃为主。

〉脾胃虚寒型

胃寒隐痛或痞满，饭后易胃胀；喜温喜按；手脚冰凉，后背怕冷；泛吐清水，大便溏薄、不成形，或大便中夹杂未消化食物。调理以温补脾胃为主，少食寒凉食物，多食温热性食物。

〉寒热错杂型

胃脘痞满或疼痛，遇冷加重，肢冷便溏；嗳气纳呆，嘈杂泛酸。调理应寒温并用，以辛开苦降、调中和胃为主。在饮食上，既不宜偏寒凉，也不宜偏温热及肥腻，以食用性味平和的食物为佳。

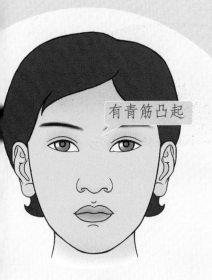

有青筋凸起

看面部

鼻梁出现青筋。青筋在人体表面凸起，说明可能有积滞、消化不良现象。

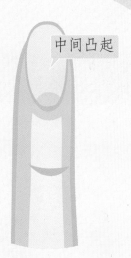

中间凸起

看指甲

小指指甲较长，中间部分明显凸起，状如百合。患者多为消化功能差，且易缺钙。

多管齐下调理
消化不良

出现消化不良的情况时，要及时干预，以免发展成其他更严重的疾病。

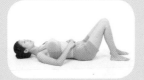

▲适当做腹部按摩，能起到促进胃肠蠕动、帮助消化的作用。

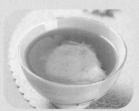

▲烹饪方式宜选用蒸、煮、炖，少用煎、炒或油炸。

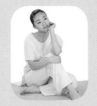

▲消化不良与情绪也有一定的关系。要想缓解消化不良的情况，日常要调节好自己的情绪，保持积极向上的心态。

饮食调理消化不良

一旦出现消化不良的情况，就会影响身体正常吸收营养物质，对健康造成一定的损害。在进餐的时候要注意细嚼慢咽，不要暴饮暴食。

山楂乌梅茶

胃酸分泌过多者慎饮。

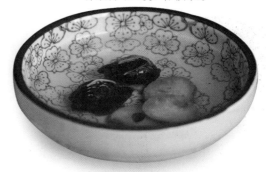

干山楂片 3 片，乌梅 2 颗。干山楂片、乌梅洗净。锅中加适量水，放入乌梅、干山楂片煮沸，再转小火熬煮 30 分钟即可。

山楂： 行气散瘀

乌梅： 敛肺、涩肠、生津

温馨提示： 乌梅食用不宜过量，否则容易引起胃部不适

巧用穴位缓解消化不良

拔罐天枢穴

天枢穴在腹部，横平脐中，前正中线旁开 2 寸。选择大小适宜的火罐，在天枢穴处吸拔，留罐 10~15 分钟。

疗法: 拔罐　　**时间:** 10~15分钟

功效: 通调胸腹气机

适用人群: 脾胃湿热型消化不良者

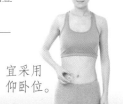

宜采用仰卧位。

艾灸胃俞穴

胃俞穴在第 12 胸椎棘突下，后正中线旁开 1.5 寸。点燃艾条，距离皮肤 3~5 厘米，温和灸胃俞穴，以穴位皮肤感到温热、舒适为宜。

疗法: 艾灸　　**时间:** 10~15分钟

功效: 和胃健脾

适用人群: 脾胃虚寒型消化不良者

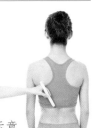

本图仅为示意，艾灸时不隔衣

按摩公孙穴

公孙穴在第 1 跖骨底前下缘赤白肉际处。用拇指指腹向内按压穴位，以有酸痛感为宜。每天早、晚各按 1 次，每次 1~3 分钟。

疗法: 按摩

时间: 1~3分钟

功效: 健脾化食

适用人群: 不同证型消化不良者

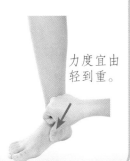

力度宜由轻到重。

按摩冲阳穴

冲阳穴在足背，第 2 跖骨基底部与中间楔状骨关节处，可触及足背动脉。用拇指指腹按揉冲阳穴 3~5 分钟，力度可稍重，以有酸胀感为宜，每天早、晚各揉 1 次。

疗法: 按摩

时间: 3~5分钟

功效: 和胃化痰

适用人群: 不同证型消化不良者

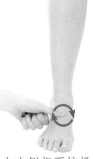

左右侧都要按揉。

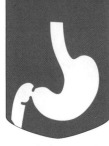

慢性胃炎

慢性胃炎指不同病因引起的各种慢性胃黏膜炎性病变，是一种常见病，其发病率在各种胃病中居前位。多见于急性胃炎之后，胃黏膜病变经久不愈而发展为慢性胃炎。大部分急性胃炎可治愈，如果治愈不及时或治愈不当则会发展为慢性胃炎。因此，一旦患上急性胃炎，就应该及时进行正规治疗，以防发展为慢性胃炎。

慢性胃炎
有哪些表现

慢性胃炎常无症状或有程度不同的消化不良症状，如上腹隐痛、食欲减退、餐后饱胀、反酸等。

不吃早餐、饮食过饱、长期吃辣、长期熬夜、经常饮酒等不良习惯容易损伤胃黏膜，影响消化功能，导致胃炎。

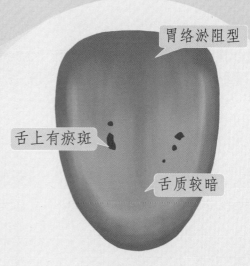

胃络淤阻型

舌上有瘀斑

舌质较暗

看舌头

舌质暗，有瘀点、瘀斑，多为胃络淤阻型。（舌红少津，无苔或剥落苔或有裂纹，多为胃阴不足型。舌质淡，边有齿痕，多为脾胃虚弱型。）

不同证型慢性胃炎

〉胃络淤阻型

胃脘痛，痛有定处，拒按，日久不愈；大便色黑；脉弦涩。多由血行不畅、涩而成瘀导致，调理应以疏通经络、活血化瘀为主。

〉胃阴不足型

胃脘隐痛，胃脘灼痛；嘈杂似饥，饥不欲食；口舌干燥；大便干结；脉细数或弦细。调理应以滋阴养胃为主。还应注意睡眠充足，不宜熬夜。

〉脾胃虚弱型

胃脘胀满或隐痛，胃部喜按喜暖；口淡，食少；乏力，气短懒言；呕吐清水，大便稀溏；脉细弱。调理应以健脾和胃、温中散寒为主。注意饮食调理，不宜食生冷寒凉的食物。

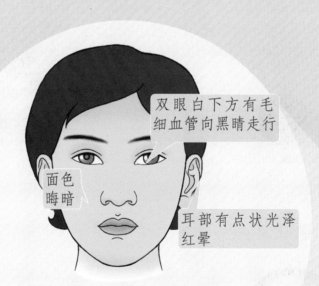

看面部

面色晦暗，双眼白下方有毛细血管向黑睛走行，耳部胃穴区有点状光泽红晕，应注意预防慢性胃炎。

多管齐下调理
慢性胃炎

通过药物治疗和饮食调理，大部分慢性胃炎是可以缓解的。

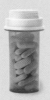

▲药物治疗是重要一环，尤其是有幽门螺杆菌感染的慢性胃炎患者，需要进行抗幽门螺杆菌药物治疗。

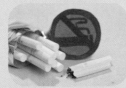

▲注意休息，平时可进行适当的活动，避免长期过度劳累，避免长时间吸烟、饮酒。

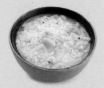

▲松软易消化的食物有助于养胃，如米粥等。不吃霉变食物，少吃熏制、腌制食物。

饮食调理慢性胃炎

慢性胃炎是消化科的常见病、多发病，患者临床常出现上腹部不适，如隐痛、胀满、嗳气、纳差等消化不良症状。发作常有饮食、天气及情绪等诱因。因此，慢性胃炎患者日常应注意饮食调养。

麦芽山楂饮

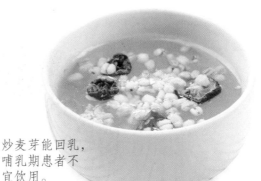

炒麦芽能回乳，哺乳期患者不宜饮用。

干山楂片、炒麦芽各10克，蜂蜜适量。将干山楂片、麦芽放入锅中，加适量水熬煮，煮沸后晾温，再加入蜂蜜，拌匀即可。

干山楂： 行气消食、健脾开胃

炒麦芽： 消食健胃、行气散瘀

蜂蜜： 补中、润燥

温馨提示： 胃虚寒者可将蜂蜜换成红糖

巧用穴位缓解慢性胃炎

按摩冲阳穴

冲阳穴在足背，第2跖骨基底部与中间楔状骨关节处，可触及足背动脉。用拇指指腹用力按揉冲阳穴，每天早、晚各揉1次，每次3~5分钟。

疗法：按摩　　**时间**：3~5分钟

功效：和胃化痰

适用人群：不同证型慢性胃炎患者

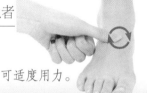

可适度用力。

艾灸陷谷穴

陷谷穴在足背，第2、3跖骨间，第2跖趾关节近端凹陷处。用艾条温和灸陷谷穴10~15分钟。在艾灸前，还可在陷谷穴按摩3~5分钟。

疗法：艾灸　　**时间**：10~15分钟

功效：和胃理气

适用人群：胃阴不足、脾胃虚弱型慢性胃炎患者

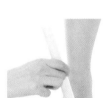

灸至皮肤感觉温热为宜。

艾灸章门穴

章门穴在第11肋游离端的下际。点燃艾条，距离穴位3~5厘米，温和灸章门穴10~15分钟，每天1次。

疗法：艾灸

时间：10~15分钟

功效：疏肝健脾

适用人群：胃阴不足、脾胃虚弱型慢性胃炎患者

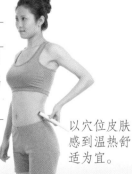

以穴位皮肤感到温热舒适为宜。

拔罐胃俞穴

胃俞穴在第12胸椎棘突下，后正中线旁开1.5寸。先在背部膀胱经循行部位连续走罐，然后重点在胃俞穴处吸拔，留罐10~15分钟。

疗法：拔罐

时间：10~15分钟

功效：和胃健脾

适用人群：胃络淤阻型慢性胃炎患者

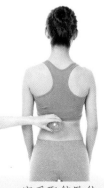

宜采取俯卧位。

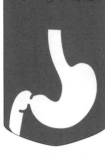

食欲不振

所谓食欲，即想要进食的生理需求。一旦这种需求低落，甚至消失，即称为"食欲不振"。食欲不振是由各种功能性或器质性病变引起的胃肠道蠕动减慢及消化液分泌减少所致，可发生于任何年龄。

食欲不振有哪些表现

食欲不振是指进食的欲望低，严重时表现为纳呆，即便是空腹时也无进食的欲望。完全不思饮食则为厌食。

过食、过饮、运动量不足、患有习惯性便秘等，都是引起食欲不振的因素。精神紧张以及很多心理因素也会导致食欲不振，应该在调养脾胃的同时进行心理治疗。

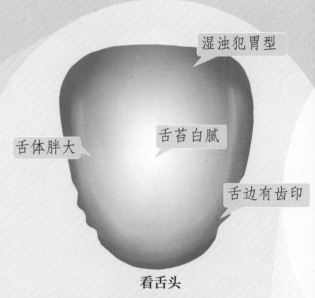

看舌头

舌质暗淡，舌体胖大，舌边常有齿印，舌苔白腻或滑腻，多为湿浊犯胃型。（舌质暗淡，舌苔薄白，多为脾胃虚弱型。舌红，少苔或无苔，多为胃阴不足型。）

不同证型食欲不振

〉湿浊犯胃型

脘中痞闷，身重乏力，思睡昏重，倦怠懒言；口中黏腻，不思饮食。多由口味偏重或痰湿体质引起，调理以芳香化浊为主。日常应少食肥甘厚腻及辛辣食物。

〉脾胃虚弱型

肌瘦不荣，胃纳欠佳，食欲不振，多食则饱胀；嗳气时作，闻食则恶心欲吐。多由先天禀赋不足或饮食寒凉引起，调理以温补中气、健脾和胃为主。日常应注意腹部保暖，避免受凉，少食生冷食物。

〉胃阴不足型

口渴喜饮，唇红干燥，五心烦热；脘痛嘈杂；大便干结，小便黄赤短少。多由过食酒、辛或热病伤阴引起，调理以养阴清热、益胃生津为主。常用益胃汤治疗，具体用药需谨遵医嘱。

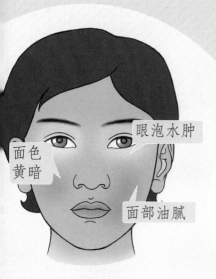

看面部

面色黄暗，面部污浊、多油腻，眼泡水肿，应注意调理食欲不振。

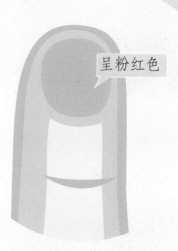

看指甲

指甲呈粉红色时，多表示胃、大肠的运化不良，食欲自然减退。

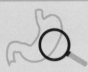

多管齐下调理食欲不振

通过药物治疗和饮食习惯的调节，食欲不振的症状大多可以得到改善。

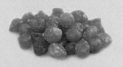

▲不吃零食。零食大多重口味，不易消化，容易对胃肠造成负担，导致食欲减退。

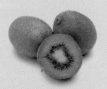

▲多食用富含维生素的食物，如新鲜水果和蔬菜，不仅能增强食欲，还能提高免疫力。

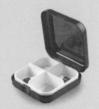

▲对于因消化不良而引起的食欲不振，还可以服用一些帮助消化的药物来缓解症状。

饮食调理食欲不振

食欲不振患者，可适当摄入有酸味的食物，如酸梅、橙子、山楂、菠萝等，有生津开胃、健脾消食之功效，能够增进食欲。

芹菜粥

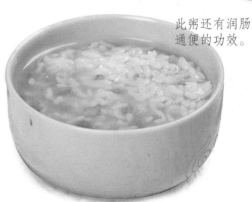

此粥还有润肠通便的功效。

芹菜10克，粳米50克。将粳米淘洗好，加水煮成粥，加入洗净切好的鲜芹菜段，小火炖至米烂后，加入盐调味即可。

芹菜：	促进肠胃蠕动
粳米：	健脾胃、补中气
温馨提示：	血压低者不可过多食用

巧用穴位缓解食欲不振

按摩中脘穴

中脘穴在脐中上 4 寸，前正中线上。用拇指指腹按揉中脘穴，每次 3~5 分钟。

疗法：按摩　　　　**时间：**3~5分钟

功效：和胃健脾

适用人群：不同证型食欲不振患者

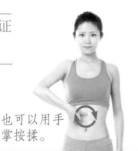

也可以用手掌按揉。

按摩足三里穴

足三里穴在小腿外侧，犊鼻穴下 3 寸，犊鼻穴与解溪穴连线上。用拇指按压足三里穴，每次 5~10 分钟，可以改善胃肠功能。

疗法：按摩　　　　**时间：**5~10分钟

功效：调理脾胃

适用人群：不同证型食欲不振患者

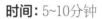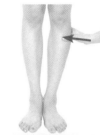

以有酸胀感为度。

按摩太冲穴

太冲穴在足背，第 1、2 跖骨间，跖骨底结合部前方凹陷处，或触及动脉搏动。用拇指指腹推按太冲穴，每次 3~5 分钟，以有酸痛感为宜。

疗法：按摩

时间：3~5分钟

功效：调理大肠气机

适用人群：胃阴不足型、脾胃虚弱型食欲不振患者

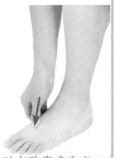

以有酸痛感为宜。

按摩公孙穴

公孙穴在第 1 跖骨底前下缘赤白肉际处。用拇指指腹向内按压公孙穴，每次 3~5 分钟，以有酸痛感为宜。

疗法：按摩

时间：3~5分钟

功效：健脾开胃

适用人群：不同证型食欲不振患者

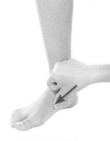

力度宜由轻到重。

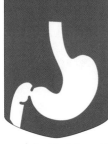

慢性腹泻

慢性腹泻是指大便次数增多，粪便不成形或溏薄，甚至为稀水样粪便，病程持续超过 2 个月或间歇期在 2~4 周的复发性腹泻，可发生于任何年龄段人群。腹泻是多种原因导致的一种常见临床症状，其病因多为胃肠道的消化、吸收功能障碍。

慢性腹泻
有哪些表现

排便次数明显超过平日正常的频率，粪质稀薄，或含未消化食物或脓血，病程在 2 个月以上或间歇期在 2~4 周内复发。根据病因不同，临床症状呈多样化。

慢性腹泻是消化系统疾病中的一种常见症状，病位在肠，**发病多与脾胃功能障碍有关**。肠道运输功能缺陷、消化能力不足、肠运动紊乱等均有可能导致慢性腹泻。心理或者精神因素也会导致腹泻。

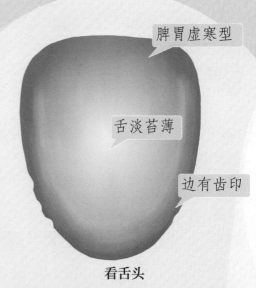

脾胃虚寒型

舌淡苔薄

边有齿印

看舌头

舌质淡，舌苔薄，边有齿痕，多为脾胃虚寒型。（舌体稍胖或有齿痕，舌苔微黄，多为肝郁脾湿型。舌苔厚腻，舌质红，多为食积停滞型。）

不同证型慢性腹泻

> **脾胃虚寒型**

胃痛绵绵，腹部凉痛，肠鸣不适，空腹为甚；小便清少；全身无力，四肢冰凉；舌质淡，舌苔薄白。调理以温化寒湿、健脾助运为主。

> **肝郁脾湿型**

大便溏薄，小便短赤；腹部绞痛，于情绪焦虑或精神抑郁时加重；舌体稍胖或有齿痕，舌苔微黄。调理以清化湿热、疏肝健脾为主。

> **食积停滞型**

暴食后易腹泻，大便臭如败卵；腹部疼痛，泻后症轻；嗳腐酸臭，不思饮食，恶心欲吐，腹胀拒按；舌苔厚腻。调理以健脾益胃、消食导滞为主。

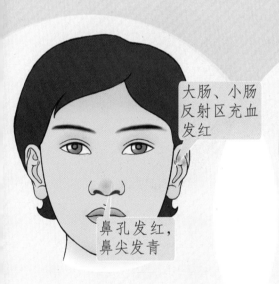

看面部

鼻孔一周发红，鼻尖发青。耳部大肠、小肠反射区有点、片状充血，红润，且有光泽，注意预防慢性腹泻。

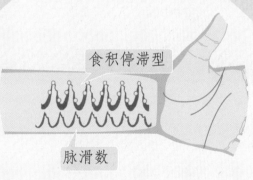

切脉

脉滑数或濡数，多为食积停滞型。（脉弦，多为肝郁脾湿型。脉细弱，多为脾胃虚寒型。）

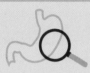

多管齐下调理
慢性腹泻

腹泻期间一定要注意补液，以免发生脱水。

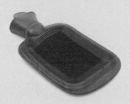

▲注意腹部保暖，可以用热水袋进行腹部热敷，以缓解腹泻症状。

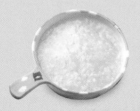

▲腹泻期间饮食要清淡，可食用一些面条、粥等易消化的食物，少食多餐。

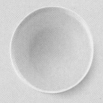

▲腹泻严重时，可能会出现脱水的症状，需积极补充水及电解质，以防止出现严重并发症。

饮食调理慢性腹泻

腹泻早期宜进食清淡流食，如米汤。腹泻好转后可供给低脂少渣、细软易消化的清淡半流质饮食，如面汤、胡萝卜泥汤等，少量多餐，以利于消化。腹泻后期不宜食生冷、油炸食物，以免增加胃肠道负担。

芡实粥

糖尿病患者不宜食用。

芡实、糯米各50克。芡实、糯米淘洗干净，两者一起加水煮成粥，食用时可加少量白糖。

芡实： 补脾止泻

糯米： 补脾胃、益肺气

温馨提示： 大便燥结者不宜食用

巧用穴位缓解慢性腹泻

艾灸长强穴

长强穴在会阴区，尾骨下方，尾骨端与肛门连线的中点处。用艾条温和灸长强穴5~10分钟，距离不可太靠近，以免烫伤皮肤。

疗法：艾灸　　**时间**：5~10分钟

功效：调理大肠气机

适用人群：脾胃虚寒型腹泻患者

此图仅为示意，艾灸时不隔衣。

艾灸神阙穴

神阙穴在脐区，脐中央。用艾条灸神阙穴5~10分钟，每天1次，可缓解腹泻症状。

疗法：艾灸　　**时间**：5~10分钟

功效：温中补虚

适用人群：脾胃虚寒型腹泻患者

灸至有温热感为宜。

拔罐大横穴

大横穴在腹部，脐中旁开4寸。选择大小适宜的火罐，在大横穴处留罐5~10分钟。

疗法：拔罐

时间：5~10分钟

功效：温中散寒

适用人群：食积停滞型、肝郁脾湿型腹泻患者

宜采用仰卧的姿势。

按摩中脘穴

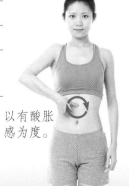

中脘穴在上腹部，脐中上4寸，前正中线上。用拇指指腹按揉中脘穴，每次3~5分钟。

疗法：按摩

时间：3~5分钟

功效：健脾化食

适用人群：不同证型腹泻患者

以有酸胀感为度。

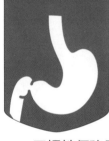

习惯性便秘

习惯性便秘是指长期的慢性功能性便秘，每周排便少于 3 次，或经常感到排便困难。习惯性便秘主要是由生活、饮食及排便习惯的改变以及心理因素等导致的，如果不纠正这些起因，治疗效果往往较差。有些人在发生便秘时，会自行服用一些泻药，但是药物治疗只能暂时缓解，长期依赖泻药还可能会逐渐加重便秘程度，生活调摄才是根本治疗方法。

习惯性便秘有哪些表现

表现为粪便干燥、坚硬不易排出，或大便次数减少，经常 3~7 天，甚至更长时间才大便 1 次，有时必须靠药物才能排便，病程较长，已形成一种习惯。

造成习惯性便秘的原因包括：**长期饮食过于精细**，食量过少，油脂欠缺，饮水不足；**排便习惯不良**，未养成按时排便的习惯；年老体衰排便无力；多胎妊娠，全身体力过弱；肠壁平滑肌无力等。有时，心理或精神因素也会导致便秘。

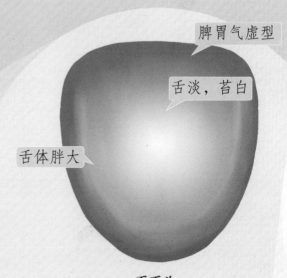

脾胃气虚型

舌淡，苔白

舌体胖大

看舌头

舌淡，苔白，舌体胖大，多为脾胃气虚型。（舌红，苔黄腻，边有齿痕，多为胃肠积热型。舌淡胖，苔白滑，多为脾肾阳虚型。）

不同证型习惯性便秘

⟩脾胃气虚型

粪质并不干硬，也有便意，但临厕排便困难，需努挣方出，汗出短气，便后乏力；体质虚弱，面白神疲，肢倦懒言；舌淡，苔白，脉弱。调理以补气健脾、润肠通便为主。

⟩胃肠积热型

大便干结，小便短赤；腹胀腹痛，面红身热；口干口臭，心烦不安；舌红，苔黄燥，脉滑数。调理以泻热导滞、润肠通便为主。

⟩脾肾阳虚型

大便或干或不干，皆排出困难，小便清长；面色㿠白，四肢不温；腹中冷痛，得热痛减，腰膝冷痛；舌淡胖，苔白滑，脉沉迟。调理以温阳润肠为主。

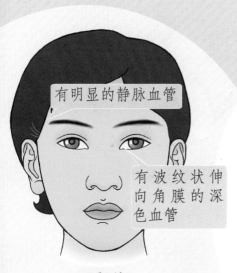

看面部

目内眦有波纹状伸向角膜的深色血管，太阳穴上方有明显的静脉血管，形似蚯蚓团状，多为长期便秘所致。

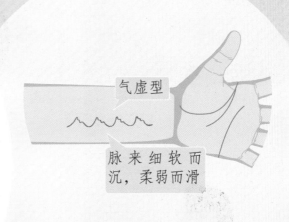

切脉

脉弱，多为气虚型便秘。（脉滑数，多为胃肠积热型便秘。脉沉迟，多为脾肾阳虚型便秘。）

饮食调理习惯性便秘

一旦患有习惯性便秘，应多注意饮食方面的调理，不要总是吃精加工米面，一定要保证摄入适量的膳食纤维，可多吃糙米、燕麦、小米、黑米等。同时要多吃蔬菜水果、多喝水，保证摄入足够的维生素和水分。

多管齐下调理
习惯性便秘

身体的排泄功能遭受阻碍，则湿、热、痰、瘀诸毒就会乘势而上，进而出现便秘。

▲养成定时排便的习惯，排便时间不宜太长，避免久蹲。

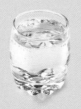

▲每日饮水量至少达到1.5升，有助于缓解便秘。

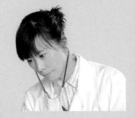

▲严重便秘者需进行肠镜检查，以进行更明确的对症治疗。

香蕉百合银耳羹

适合积热型便秘患者食用。

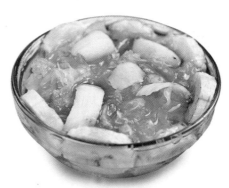

香蕉2根，鲜百合、泡发银耳各15克。香蕉去皮，切段。银耳放入碗中，加水，入蒸笼蒸半小时，再将百合、香蕉块放入碗中，蒸熟即可。

百合： 养阴润肺、清心安神

香蕉： 清热润肠

银耳： 润肠益胃

温馨提示： 脾胃虚寒者要少吃

巧用穴位缓解习惯性便秘

按摩长强穴

长强穴在尾骨下方，尾骨端与肛门连线的中点处。用拇指指腹按揉3~5分钟，每天1次。

疗法： 按摩

时间： 3~5分钟

功效： 清热通便

适用人群： 不同证型便秘患者

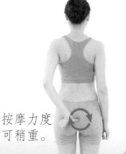

按摩力度可稍重。

按摩天枢穴

天枢穴为足阳明胃经之腹部要穴，横平脐中，前正中线旁开2寸。用拇指或掌根按揉天枢穴3~5分钟。

疗法： 按摩　　**时间：** 3~5分钟

功效： 理气通腑

适用人群： 不同证型便秘患者

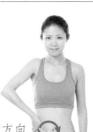

顺时针方向按揉。

刮痧外关穴

外关穴在前臂后区，腕背侧远端横纹上2寸，尺骨与桡骨间隙中点处。从上向下刮拭3~5分钟，可缓解便秘。

疗法： 刮痧　　**时间：** 3~5分钟

功效： 清热解表

适用人群： 不同证型便秘患者

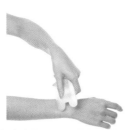

刮至出痧为宜。

刮痧大肠俞穴

大肠俞穴在第4腰椎棘突下，后正中线旁开1.5寸。从中间向外侧刮拭3~5分钟，隔天1次。

疗法： 刮痧

时间： 3~5分钟

功效： 调肠通腑

适用人群： 胃肠积热型便秘患者

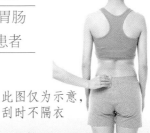

此图仅为示意，刮时不隔衣

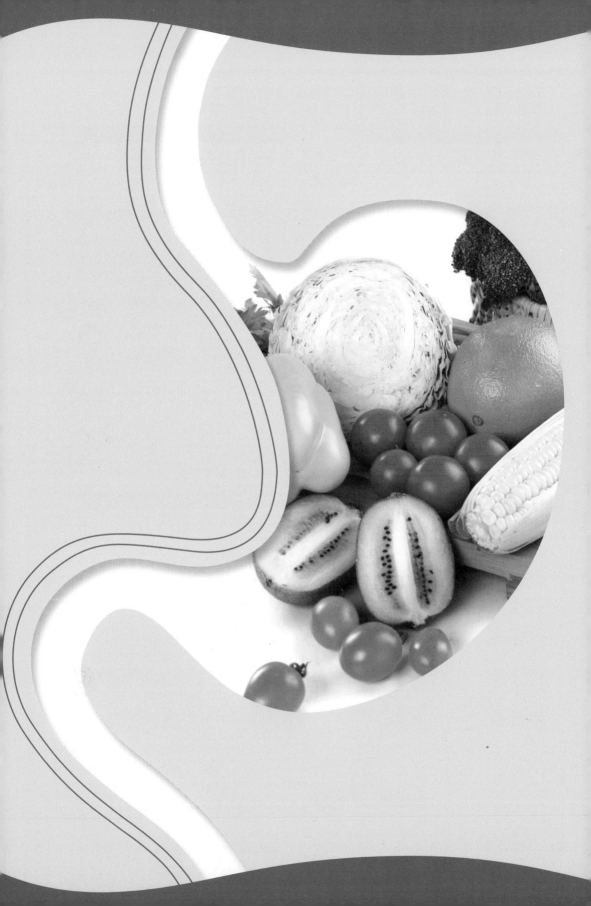

第四章
脾胃虚弱怎么办

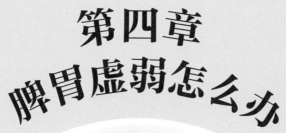

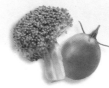

长期脾胃虚弱，会对我们的身体健康造成严重的影响。如果您经常有食欲不佳、萎靡不振、气喘吁吁、四肢无力、腹胀腹泻、面色苍白或萎黄等情况，可能是脾胃虚弱引起的，要及时就诊，确定病因后进行调理。

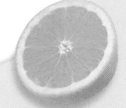

这些表现说明你脾胃虚弱

　　中医自古就有"内伤脾胃，百病由生"一说。尤其是工作压力大、生活节奏快的现代人，饮酒，暴饮暴食，爱吃生冷、腌制食物，久坐少动，焦虑紧张……种种不健康的生活方式和习惯让原本脆弱的脾胃更加不堪重负。如果出现以下这些情况，千万不要轻视，这些都是脾胃虚弱的表现。如果能够及时发现并坚持调理，脾胃问题将大大减少。

食少善饥

　　脾胃虚弱的人，一般消化都不好，或是吸收很慢，会出现吃饭时有食欲，但是吃完饭会不舒服；或者吃一点就感觉饱了，过一会儿又想吃。这种情况叫作"胃强脾虚"。

不思饮食

　　脾胃虚弱会导致脾胃功能受损，患者通常的感觉就是没有食欲，不想吃东西，吃得不多，吃得也不香。

脾胃虚弱

口水多

　　中医认为：五脏化液，在脾为涎。口为脾窍，涎出于口，涎为脾之液。涎就是人们常说的口水，口水过多也表明脾胃功能不好。

易腹胀

　　脾胃气虚，食物不能被有效地消化吸收，食物在胃肠道被细菌分解就容易产生气体。另外，脾胃气虚，易使脾气不升、胃气不降，影响气血的运行，导致气滞而腹胀。

黄色食物益脾胃

　　五行中黄色为土，五脏中脾胃为土。根据中医理论，黄色与脾土对应，黄色食物摄入体内后，主要作用于中土（脾胃）。因此，小米、玉米、南瓜、黄豆等黄色食物，都是健脾养胃之佳品。

脾胃虚弱

面色苍白或萎黄

若是脾胃虚弱，气血供应就会受到影响，面部肌肤得不到濡养，则面色苍白或萎黄。

容易腹泻

脾胃虚弱，脾胃的消化吸收能力就弱，易导致消化不良，从而引发腹泻。另外，气有固摄作用，若脾气虚弱，则固摄作用不能正常发挥，也容易腹泻。

经常性全身水肿

脾气能运化身体里面的水湿，一旦脾气不足，脾胃运化水湿无力，水湿停聚不化，就会发生水肿。

精神不振

脾主运化，如果脾气虚弱，体内的水湿就不能很好地代谢出体外，导致人体受湿气影响，总是感觉困倦无力，懒得动弹，甚至觉得头脑昏沉，整日精神不振。

嘴唇发干、脱皮

正常的嘴唇是淡红色的，有微微的光泽。如果嘴唇发干、脱皮，说明脾胃运化不力，消化不良。

这样吃，补脾虚更健胃

这样搭配
更养脾胃

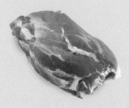

▲山药搭配羊肉：能促进消化，还具有健胃健脾的功效。

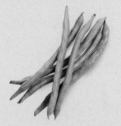

▲山药搭配四季豆：两者搭配一起食用能补脾益肾、营养互补。

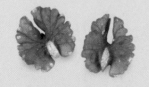

▲山药搭配核桃：除了具有补肺、健脾作用外，还能益肾填精。

山药——健脾益胃

山药能健脾气，也能补肾、益精气，还具有收敛作用，因此比较适合脾胃俱虚的腹泻患者食用，能止泻强身。山药还能聪耳明目、强筋骨、安神，也比较适合年老体虚的人食用。

山药

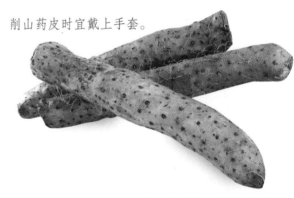

削山药皮时宜戴上手套。

山药中所含的淀粉酶、多酚氧化酶等成分，有利于人体的消化吸收，具有健脾补肺、益胃补肾的功效。

性味：性平，味甘

归经：归脾、肺、肾经

功效：益气养阴，补脾、肺、肾

山药扁豆糕

山药汁、扁豆汁各200毫升，糯米粉、面粉各100克，彩椒丝适量。糯米粉、面粉加入山药汁、扁豆汁调匀，放入盘内，用蒸锅大火蒸20分钟取出，待稍冷后切菱形块即可。可撒上彩椒丝做点缀。

食用方法： 可当主食食用

保健功效： 健脾除湿

温馨提示： 山药中含有大量淀粉，不宜食用过多，以免增加胃肠负担

血糖高者慎食。

薏米山药汤

薏米20克，大枣3颗，山药片、莲子、桂圆干各适量。薏米、大枣、莲子洗净。薏米放入锅中，加水大火煮沸，转小火煮至米烂，加入其他原料煮熟即可。

食用方法： 早、晚餐食用

保健功效： 健脾、益气、利湿

温馨提示： 山药去皮时宜戴上手套，以防止手痒

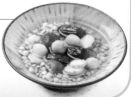

薏米可提前浸泡。

山药烧排骨

排骨块、山药片各100克，姜片、枸杞子、植物油、盐各适量。排骨块略余。油锅烧热，加水，入姜片、排骨块，待排骨块烧至八成熟时，下山药片、枸杞子，加盐调味即可。

食用方法： 佐餐食用

保健功效： 补肾、健脾、开胃

温馨提示： 秋冬时节吃山药有利于进补

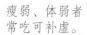

瘦弱、体弱者常吃可补虚。

黑芝麻山药粥

山药50克，粳米100克，熟黑芝麻适量。粳米洗净。山药去皮，洗净切块。山药块和粳米一起放入锅内，加水煮粥，待粥快熟时撒入熟黑芝麻即可。

食用方法： 早、晚餐食用

保健功效： 补脾益肾

温馨提示： 山药淀粉含量比较高，腹胀、便秘者应少食

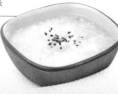

经常食用可滋补身体。

芋头——益胃润肠

芋头的营养价值很高，既可当粮食，又可做蔬菜，是老幼皆宜的滋补品。此外，芋头含有丰富的黏液，能够在肠壁、胃壁上形成保护膜，有助于润滑肠道、通便。

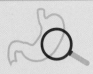

这样搭配
更养脾胃

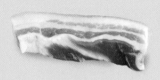

▲芋头搭配猪肉：芋头焖猪肉具有滋阴润燥、益气养胃的功效，尤其适合脾胃虚弱的患者食用。

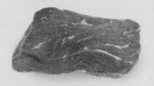

▲芋头搭配牛肉：芋头与牛肉搭配食用，对脾胃虚弱、食欲不振有防治作用。

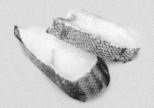

▲芋头搭配鱼肉：芋头煮鱼可以调理脾胃，增强脾胃功能，还能有效缓解消化不良和腹胀。

芋头

芋头老少皆宜，其营养和药用价值均较高。易过敏者不宜食用。

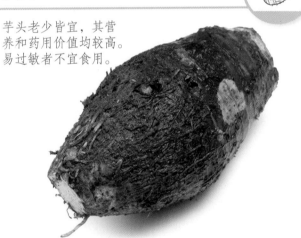

芋头熬粥、清炒、炖、蒸均可，一般来说蒸着吃比较有营养，但煲汤的口感更好。

性味：	性平，味甘、辛
归经：	归胃经
功效：	益胃、宽肠、通便、解毒、化痰

芋头海带鱼丸汤

　　芋头块 50 克，熟海带丝、鱼丸各 100 克，盐适量。将芋头块、熟海带丝、鱼丸放入锅内，加水大火煮沸，改小火熬煮，待熟时加盐调味即可。

食用方法： 佐餐食用

保健功效： 健脾消积

温馨提示： 在剥洗芋头时，宜戴上手套

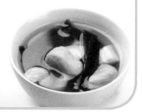

鲜香嫩滑，能增进食欲。

芋头排骨

　　排骨块 100 克，芋头块 150 克，植物油、葱花、盐各适量。排骨块汆烫。油锅烧热，爆香葱花，入排骨块、芋头块，加水煮至汤汁变稠，放入盐调味即可。

食用方法： 佐餐食用

保健功效： 强筋健骨、补中益气

温馨提示： 糖尿病患者不宜过多食用

适合肾虚体弱者食用。

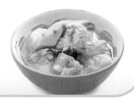

葱香芋头

　　芋头块 250 克，植物油、葱花、盐各适量。油锅烧热，放一半葱花爆香，放芋头块，翻炒片刻，加水、盐，煮 5 分钟关火，撒入剩下的葱花即可。

食用方法： 佐餐食用

保健功效： 防止便秘、改善消化不良

温馨提示： 芋头为碱性食物，适宜胃酸过多者食用，过敏体质者不宜食用

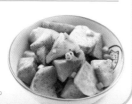

可代替主食食用。

芋头粥

　　粳米 50 克，芋头 50 克，盐适量。粳米洗净，芋头切小块，锅中加水，放入粳米、芋头块煮粥，待粥快熟时，加入盐即可。

食用方法： 早、晚餐食用

保健功效： 健脾消食、改善便秘

温馨提示： 腹胀者不宜多吃

老年体弱者不可多食。

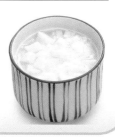

这样搭配
更养脾胃

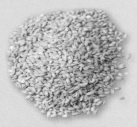

▲南瓜搭配大麦：能够益气调中、消积化食。

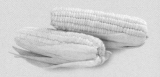

▲南瓜搭配玉米：有排毒养颜、健脾和胃、降糖降压等功效。

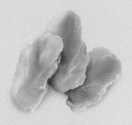

▲南瓜搭配鸡肉：有补虚补血、益气健胃的功效。

南瓜——保护胃黏膜

南瓜不仅能补中益气，还可促进胃肠蠕动，帮助食物消化。南瓜富含果胶和膳食纤维，能有效缓解便秘。

南瓜

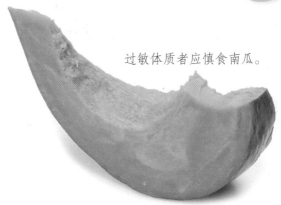

过敏体质者应慎食南瓜。

南瓜既是蔬菜，又能作为主食，还可以把南瓜烘干后磨成粉，用温开水调匀后服用。

性味： 性温，味甘

归经： 归脾、胃经

功效： 补中益气

牛肉南瓜汤

牛肉块、南瓜块各 70 克，盐适量。牛肉块略汆，放入锅中，加水大火煮沸，入南瓜块，转小火熬至肉烂瓜熟，加盐调味即可。

食用方法： 佐餐食用

保健功效： 健脾消积

温馨提示： 南瓜易烂，不宜久煮

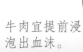

牛肉宜提前浸泡出血沫。

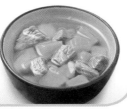

南瓜粥

南瓜块 70 克，小米 50 克。小米淘净。将小米和南瓜块放入锅中，加适量水，大火煮沸，转小火熬至瓜熟米烂即可。

食用方法： 早、晚餐食用

保健功效： 滋阴补肾、健脾止渴

温馨提示： 食用时可依个人口味放些冰糖调味

平素体热者可多吃。

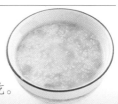

南瓜玉米饼

玉米粒 100 克，南瓜粉、面粉各 200 克，植物油适量。南瓜粉、面粉加水，加入玉米粒揉匀，做成多个饼坯。油锅烧热，放入南瓜饼坯，用小火煎至两面金黄即可。

食用方法： 可当主食食用

保健功效： 健脾益气

温馨提示： 胃热者、气滞中满者、内有湿热者忌食

也可上锅蒸熟。

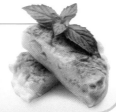

绿豆南瓜汤

绿豆 50 克，南瓜 20 克。绿豆洗净，南瓜去皮去瓤，切小块。锅内加清水，先下绿豆煮 20 分钟，再下南瓜块煮 10 分钟。

食用方法： 早、晚餐食用

保健功效： 清热润燥、健脾止渴

温馨提示： 胃寒者、脾胃虚弱者忌食

可适当加入大枣，以中和绿豆的寒性。

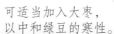

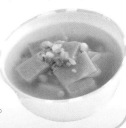

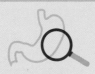

这样搭配
更养脾胃

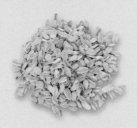

▲桂圆搭配燕麦：桂圆和燕麦一起煮粥有补血安神、健脑益智、补养心脾的功效。

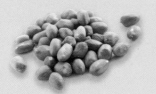

▲桂圆搭配花生、大枣：大枣花生桂圆汤具有养血安神、促进食物消化等功效。

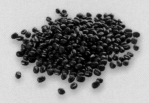

▲桂圆搭配红豆：桂圆和红豆一起煮粥，不仅香甜软糯，还有健脾养胃、补气血的功效。

桂圆——脾胃双补

桂圆含葡萄糖、果糖等多种营养素，尤其适合脾胃虚弱导致的体虚者食用。此外，桂圆性温，有暖脾胃的作用，也适合脾胃虚寒者食用。

桂圆

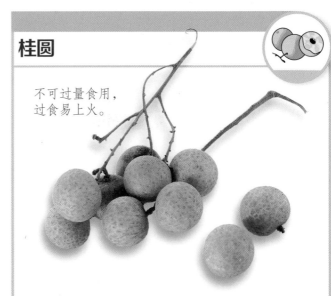

不可过量食用，过食易上火。

桂圆入心、脾两经，能补益心脾、滋养气血，适合久病体虚或年老体衰者，可改善面色苍白或萎黄、倦怠乏力、心悸气短等症。

性味： 性温，味甘

归经： 归心、脾经

功效： 补养心脾、安神助眠

桂圆银耳粥

泡发银耳 20 克，粳米 50 克，桂圆干、大枣、莲子各适量。粳米洗净。上述原料一起放入锅中，加适量水煮粥即可。

食用方法： 早、晚餐食用
保健功效： 养胃安神、滋阴补血
温馨提示： 加些红糖调味，风味更佳

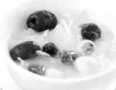

贫血者可常食。

大枣桂圆茶

取大枣 3 颗去核，撕小块备用。桂圆 5 颗去壳，冰糖适量。将上述材料放入汤煲中，加适量水，先大火煮沸，再改小火炖煮 30 分钟，加适量冰糖即可。

食用方法： 代茶饮用
保健功效： 养胃安神
温馨提示： 不可饮用过多，以免上火

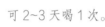
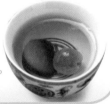

可 2~3 天喝 1 次。

桂圆大枣粥

桂圆干 4 颗，大枣 3 颗，粳米 50 克。粳米淘洗干净。粳米、桂圆干、大枣放电饭煲中，加水煮成粥即可。

食用方法： 早、晚餐食用
保健功效： 可改善心、脾两虚
温馨提示： 糖尿病患者忌食

尤其适合更年期女性食用。

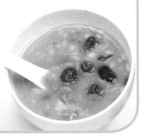

小米桂圆粥

小米 50 克，桂圆干 5 颗。小米洗干净，与桂圆干一同加水放入锅中煮成粥即可。

食用方法： 早、晚餐食用
保健功效： 益胃补心、养血安神
温馨提示： 气血亏虚者可常食

适合脾胃虚寒者食用。

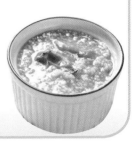

这样搭配
更养脾胃

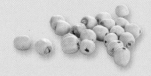

▲红薯搭配莲子：红薯
和莲子一起吃，可以润
肠通便。

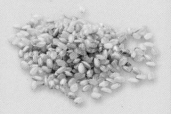

▲红薯搭配糙米：红薯
和糙米煮粥，营养全面，
还可以缓解便秘。

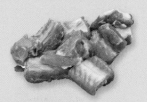

▲红薯搭配排骨：红薯和
排骨一起煮汤，有通便排
毒、滋阴健脾等作用。

红薯——促进消化吸收

红薯养胃，其富含的膳食纤维能消食化积，增加食欲。平时喝点红薯粥、吃点蒸红薯都是不错的选择。

红薯

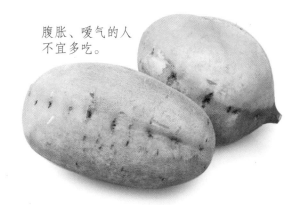

腹胀、嗳气的人
不宜多吃。

对于红薯的功效，古代养生书籍中有这样的记载："煮食补脾胃，益气力，御风寒，益颜色。"

性味： 性平，味甘

归经： 归脾、胃、大肠经

功效： 健脾开胃、益气生津

芝麻红薯核桃粥

红薯丁50克，粳米80克，核桃仁、熟黑芝麻各适量。粳米洗净。锅中加水，放入粳米、红薯丁煮粥，待粥熟时，放入核桃仁、熟黑芝麻即可。

食用方法： 早、晚餐食用

保健功效： 健脾补气

温馨提示： 加些红糖调味，风味更佳

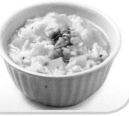

此粥还有润肠通便的效果。

栗子红薯排骨汤

栗子肉100克，红薯丁、排骨块各50克，大枣、盐各适量。红薯丁、栗子肉、排骨块、大枣放入锅中，加水大火煮沸，转小火熬熟，加盐调味即可。

食用方法： 佐餐食用

保健功效： 益肾、健脾胃

温馨提示： 尽量选择新鲜香甜的栗子肉和红薯

排骨可提前在清水中泡去血沫。

红薯百合粥

粳米50克，红薯丁、百合、青豆各适量。粳米洗净，青豆洗净。锅中加水，放入粳米、青豆、红薯丁煮粥，待粥快熟时，加入百合即可。

食用方法： 早、晚餐食用

保健功效： 养胃安神

温馨提示： 加些冰糖调味，风味更佳

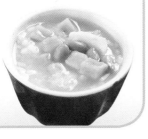

色泽艳丽，味美香醇。

红薯玉米粥

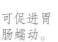

粳米50克，红薯100克，玉米粒30克。红薯洗净，去皮切块。粳米洗净。锅中加水，放入粳米、切成块的红薯、玉米粒，慢慢煮至熟烂即可。

食用方法： 早、晚餐食用

保健功效： 通便润肠

温馨提示： 胃酸过多的人不宜多食

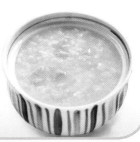

可促进胃肠蠕动。

鸽肉——改善气虚

俗话说："一鸽胜九鸡。"鸽肉可改善脾胃气虚所导致的身体虚弱、头晕神疲等问题。鸽肉的蛋白质含量高，消化吸收率也高，适宜滋补食用。

这样搭配更养脾胃

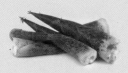

▲鸽肉搭配竹笋：鸽肉与竹笋搭配，一荤一素，不仅别具风味，而且还能互补不足，促进营养吸收。

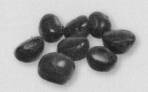

▲鸽肉搭配栗子：鸽肉与栗子一起煮汤，有健脾养胃、补肾强筋、补气养血的功效。

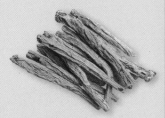

▲鸽肉搭配党参：鸽肉和党参一起炖汤，有补中益气、补血养血、健脾益胃的功效。

鸽肉

适合胃肠道虚弱者食用。

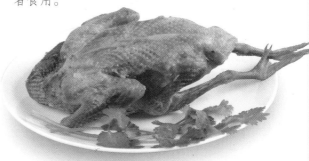

鸽肉肉鲜味美，营养丰富。《本草纲目》中记载："鸽羽色众多，唯白色入药。"从古至今，中医学认为鸽肉有补肝壮肾、益气补血、生津止渴等功效。

性味： 性平，味甘、咸

归经： 归肾、肝经

功效： 益气补血、祛风解毒、生津止渴

鸽肉银耳汤

鸽肉、猪瘦肉各100克，泡发银耳10克，大枣3颗，盐适量。鸽肉、猪瘦肉分别洗净，切块，入沸水中焯烫。锅中加水煮沸，放入鸽肉块、猪瘦肉块、银耳、大枣煲约2小时，加盐调味即可。

食用方法： 佐餐食用

保健功效： 滋润通便

温馨提示： 鸽肉不易炖烂，可加些醋

鸽肉与银耳同食，可补脾益气。

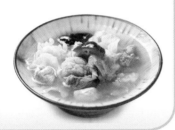

鸽肉粥

粳米50克，鸽肉、枸杞子、盐各适量。鸽肉洗净，切块，焯烫；粳米、枸杞子洗净。锅中加水，放入粳米、鸽肉一同煮粥，待粥快熟时，放入枸杞子，加盐调味即可。

食用方法： 早、晚餐食用

保健功效： 益气补血、补肝益肾

温馨提示： 鸽肉性热，不可过量食用，以免上火

年老体虚者可常吃。

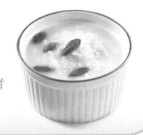

刀豆鸽肉汤

鸽子1只，刀豆10克，姜片、盐、葱花各适量。鸽子处理好后洗净，焯烫；刀豆洗净后切段，焯熟。锅中加水烧开，放入鸽肉、刀豆、姜片，转小火煮熟，加盐调味，撒上葱花即可。

食用方法： 佐餐食用

保健功效： 壮阳散寒、和中健胃

温馨提示： 刀豆一定要充分煮熟后再食用，否则会中毒

还可以加入山药，美味又营养。

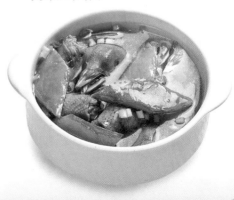

中药古方，还你一个好胃

四君子汤——功专益气健脾

《太平惠民和剂局方》古方

　　人参（去芦）、白术、茯苓（去皮）、甘草（炙）各等份，上为细末。每服二钱，水一盏，煎至七分，通口服，不拘时候；入盐少许，白汤点亦得。

方剂歌诀

四君子汤中和义，
人参苓术甘草比；
益气健脾基础剂，
脾胃气虚治相宜。

主要功效

益气健脾。主治脾胃气虚证。症见面色萎白，气短乏力，食少便溏，舌淡苔白，脉虚弱。本方常用于慢性胃炎、胃及十二指肠溃疡等属脾气虚者。

随证加减

①呕吐者，加半夏以降逆止呕。②胸膈痞满者，加枳壳、陈皮以行气宽胸。③心悸、失眠者，加酸枣仁以宁心安神。

现代用法

人参、白术、茯苓各9克，炙甘草6克。水煎服。

使用注意

脾胃湿热者慎用。

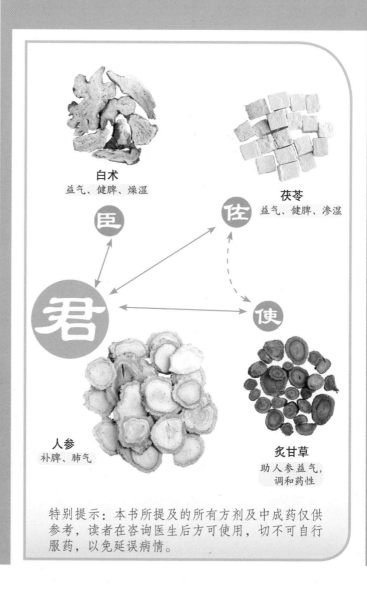

白术
益气、健脾、燥湿

茯苓
益气、健脾、渗湿

臣

佐

君

使

人参
补脾、肺气

炙甘草
助人参益气，
调和药性

特别提示：本书所提及的所有方剂及中成药仅供参考，读者在咨询医生后方可使用，切不可自行服药，以免延误病情。

参苓白术散
——益气健脾，渗湿止泻

《太平惠民和剂局方》古方

　　莲子肉（去皮）一斤，薏苡仁一斤，缩砂仁一斤，桔梗（炒令深黄色）一斤，白扁豆（姜汁浸、去皮、微炒）一斤半，白茯苓二斤，人参（去芦）二斤，甘草（炒）二斤，白术二斤，山药二斤，上为细末。每服二钱，枣汤调下。小儿量依岁数加减服之。

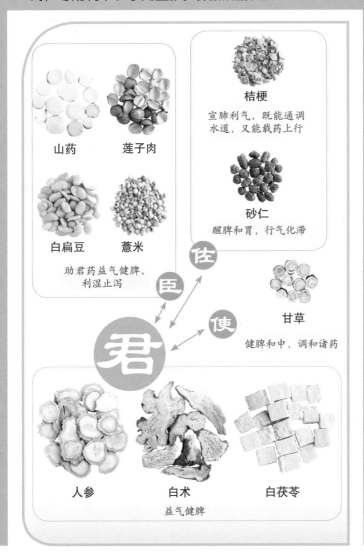

山药　莲子肉

白扁豆　薏米

助君药益气健脾、利湿止泻

桔梗

宣肺利气，既能通调水道，又能载药上行

砂仁

醒脾和胃，行气化滞

甘草

健脾和中，调和诸药

佐

臣

使

君

人参　白术　白茯苓

益气健脾

方剂歌诀

参苓白术扁豆陈，
山药甘莲砂薏仁，
桔梗上浮兼保肺，
枣汤调服益脾神。

主要功效

益气健脾，渗湿止泻。主治脾虚湿盛证。症见饮食不化，胸脘痞闷，肠鸣泄泻，四肢乏力，形体消瘦，面色萎黄，舌淡苔白腻，脉虚缓。本方常用于胃肠炎属脾虚湿盛者。

随证加减

若兼里寒而腹痛者，加干姜和肉桂以温中、祛寒、止痛。

现代用法

砂仁、桔梗各5克，莲子肉、薏米、陈皮、白扁豆、甘草各10克，白茯苓、人参、白术、山药各20克。作汤剂，水煎服。

用好穴位，养好脾胃助阳气

脾胃虚弱的人，多会出现食欲缺乏、不思饮食的情况，可以通过刺激相应的穴位来进行调理。

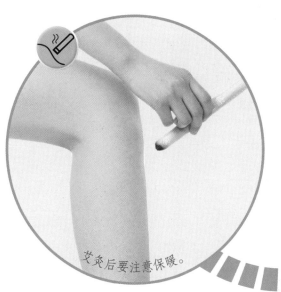

艾灸后要注意保暖。

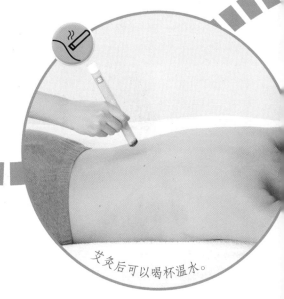

艾灸后可以喝杯温水。

灸足三里穴

足三里穴在小腿外侧，犊鼻穴下3寸，犊鼻穴与解溪穴连线上。脾胃虚弱的人可经常对足三里穴进行刺激，以改善食欲缺乏、身体消瘦等问题。点燃艾条，距离皮肤3~5厘米，温和灸足三里穴10~15分钟。注意，孕妇不可艾灸足三里穴。

灸脾俞穴

脾俞穴在脊柱区，第11胸椎棘突下，后正中线旁开1.5寸，是脾的背部腧穴，为脾气输注之处，是治疗脾脏疾病的关键穴位。艾灸脾俞穴，可改善脾胃虚弱。点燃艾条，距离皮肤3~5厘米，温和灸10~15分钟。

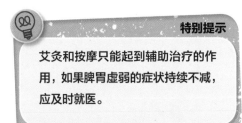

特别提示

艾灸和按摩只能起到辅助治疗的作用，如果脾胃虚弱的症状持续不减，应及时就医。

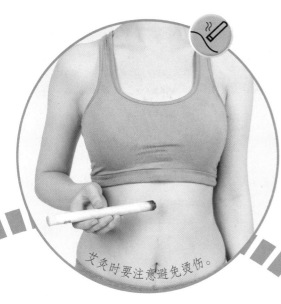

艾灸时要注意避免烫伤。

灸中脘穴

中脘穴在脐中上4寸，前正中线上。艾灸中脘穴可以辅助治疗脾胃气虚所导致的腹胀、嗳气等症状。点燃艾条，距离皮肤3~5厘米，温和灸中脘穴10~15分钟。

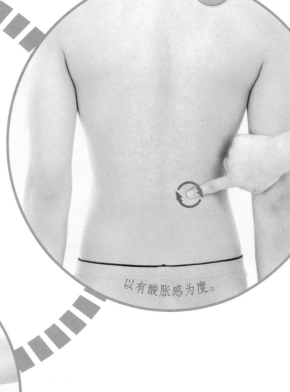

以有酸胀感为度。

揉胃俞穴

胃俞穴在脊柱区，第12胸椎棘突下，后正中线旁开1.5寸处。经常按摩胃俞穴不仅可促进消化、增加食欲，还可缓解胃部不适。用食指指腹按揉胃俞穴，每次3分钟。

力度宜由轻至重。

揉公孙穴

公孙穴在跖区，第1跖骨底前下缘赤白肉际处。按摩公孙穴可改善脾胃气虚所导致的厌食、呕吐等症。用拇指指腹揉公孙穴，每次不少于3分钟。

动一动，胃更有活力

久卧伤气，不时动一动

脾胃消化吸收能力差的人往往气血也虚，身体消瘦，容易体倦乏力，爱卧床。适当地卧床休息能减少对气血的耗损，对于养气血有一定的好处，但是久卧则会伤气。《黄帝内经》指出："久视伤血，久卧伤气，久坐伤肉，久立伤骨，久行伤筋，是谓五劳所伤。"任何一种过劳方式都是不利于身体健康的，其中久卧伤的就是气。久卧伤气的典型症状为精神昏沉、萎靡不振。久卧不仅伤气，还会影响气血的运行，易导致气滞血淤。因此，不要经常卧床不起，可以做一些舒缓的运动来行气活血，从而强健脾胃。

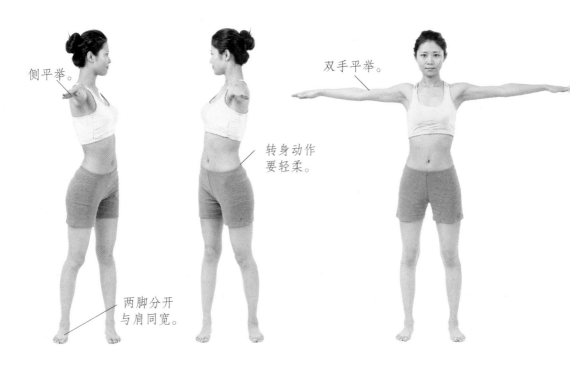

侧平举。

转身动作
要轻柔。

双手平举。

两脚分开
与肩同宽。

左右转腰： 两脚分开与肩同宽，两臂侧平举。吸气，向左慢慢转身，保持一会儿，然后呼气，回到起始位；吸气，再向右转身，保持一会儿，呼气，回到起始位。以腰为轴进行转身，转身的过程中，动作宜轻柔。每次可做10个来回。

此动作能够活气血、促消化，达到健脾胃、补益脾气的效果。

叩齿让你吃好喝好

一副好的牙齿，对于脾胃是有益的。原因主要有以下两个方面：一方面，牙齿能将食物磨碎，减少脾胃的负担；另一方面，在咀嚼的过程中，可促进酶的分泌，帮助消化。若是牙齿不好，自然会影响脾胃的消化吸收功能，时间长了就会导致脾胃虚弱。因此，我们有必要经常锻炼牙齿的功能，特别是中老年人。锻炼牙齿可用叩齿的方法。

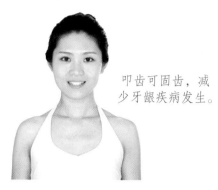

叩齿可固齿，减少牙龈疾病发生。

坐久了，运动一下不伤脾胃

现代上班族多数是久坐不动的，这样很伤脾胃。《黄帝内经》指出"久坐伤肉"，而肉由脾所主，脾胃能为肌肉提供营养支持。若是久坐，就会影响脾胃对肌肉的营养供应，加上久坐不动，肌肉也易疲劳，容易出现浑身酸痛、乏力的情况。建议久坐者每隔1小时适当运动一下，有助于放松身心，促进气血循行，也能起到强健脾胃的作用。若是不方便外出运动，不妨在椅子上稍微活动一下。这里教给大家坐在椅子上就可以健脾胃的运动方法。

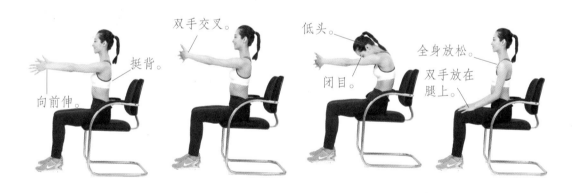

向前伸。　挺背。　双手交叉。　低头。　闭目。　全身放松。　双手放在腿上。

缓解疲劳小运动：坐在椅子上，慢慢将手臂向上举至水平，全身用力，挺直；手指在身前交叉，并且尽可能向前伸展；低头，上身向后拉伸，闭目养神，保持一会儿；然后两手臂慢慢落下，放在双腿上，全身放松。一组动作练习多次。

此运动能缓解颈、肩、腰部的疲劳，促进气血循环，强健脾胃，促进消化。

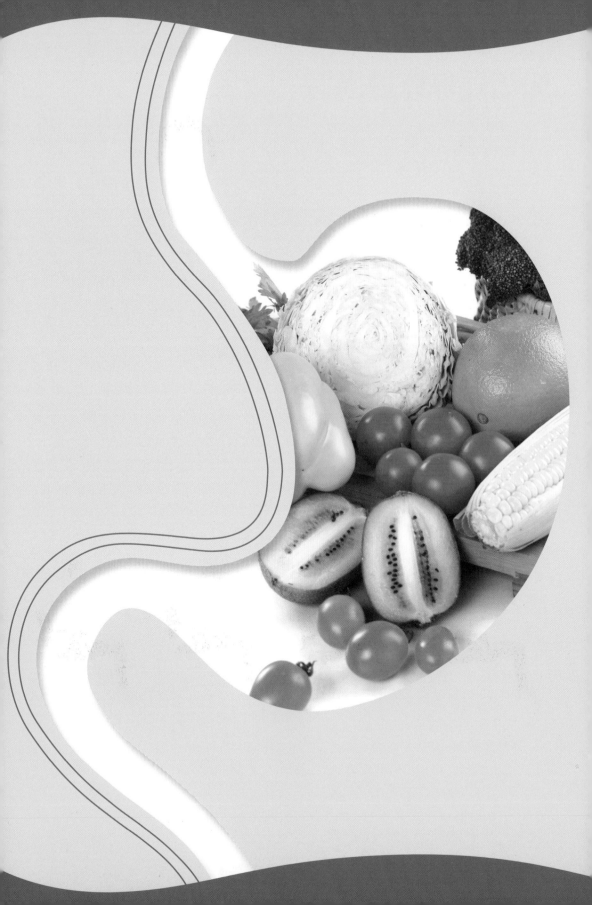

第五章
脾胃受寒如何暖

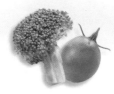

很多人平时面色萎黄，气短乏力，畏寒肢冷，胃脘隐痛，食欲不振，大便溏薄；或胃脘胀满，口吐清水，甚者恶心呕吐；或四肢浮肿、小便短少。这些多是由脾胃虚寒或实寒引起的。想要缓解这些症状，平时需注意保暖，多做运动，多用温水泡脚，食用一些暖胃的食物。

在此基础上，结合中医传统疗法，如贴敷、艾灸等，坚持一段时间症状就会有明显的改善。

这些表现说明你脾胃受寒了

脾胃受寒的人吃点凉的就拉肚子，脘腹痛而喜温、喜按，经常腹鸣、易呕、畏寒肢冷、舌苔白、胃纳呆滞。这些信号都预示着我们的脾胃可能出现了问题。在日常生活中，我们可自测是否存在脾胃受寒的问题。

脾胃受寒的病因

人体本身较虚弱、劳倦过度、过多食用寒凉食物等，都有可能导致脾胃受寒。

胃纳呆滞

胃纳呆滞多与脾胃受寒、脾阳不足有关。另外，胃纳呆滞也与肾阳不足有密切关系。肾阳不能助脾阳一臂之力，使脾胃失于温煦，也可导致胃纳呆滞。

舌苔白

看舌苔了解脾胃的健康状况，可以从舌苔的颜色和舌苔的润滑度两方面综合来看。若是舌苔的颜色发白，并且较滑腻，则表明脾胃受寒了。

脾胃受寒

肠鸣、呕吐

脾胃受寒，则脾胃气机运行不畅，气机紊乱易导致肠鸣如雷。脾胃虚寒不能运化水谷，导致胃失和降，胃气上逆，则易呕。

肚子经常凉凉的

肚子感觉凉凉的，这时候用热水袋敷一下，或者将手搓热放到肚子上，就会感觉很舒服。这主要与脾阳不足、脾胃受寒有关。

甘味入脾

　　甘味不等于甜味。中医说的甘，是针对食物和药物的性味来说的。甘味食物具有滋养、补脾、缓急、润燥的功效，有帮助脾胃运化的作用。甘味食物有大枣、山药、红薯、玉米、糯米、蜂蜜等。

胃脘痛而喜温、喜按

寒气内聚，脾胃气行不畅，导致胃痛频发。疼痛的时候给予胃部一定的热力刺激或将手搓热按压在腹部，疼痛会有所缓解。

畏寒肢冷

中医认为，脾的清阳之气能充养四肢，维持四肢的功能活动。若是脾阳不足，阳气不得调达，四肢失养，则畏寒肢冷。

脾胃受寒

大便不成形

脾胃虚寒会影响到正常的消化和吸收，从而导致肠道的蠕动速度明显增快，引起大便次数增多、大便不成形等症状。

夏天也喜欢喝热水

虚寒体质的人，即使在炎热的夏季，也依然喜欢喝热水，这其实是脾胃寒、阳气不足的表现，所以人体才需要通过喝热水来温中补虚、助阳祛寒。

不喜食生冷食物

若是在脾胃受寒、脾胃阳气不足的情况下进食生冷食物，会加重脾胃的不适感，所以脾胃受寒的人一般都不喜吃生冷的食物。

这样吃，除寒暖脾胃

这样搭配更养脾胃

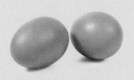

▲韭菜搭配鸡蛋：韭菜炒鸡蛋是常见的一道菜，有健胃暖胃的功效。

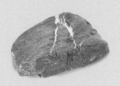

▲韭菜搭配牛肉：牛肉和韭菜一起炒，有补脾益肾、强健腰膝的作用。

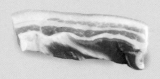

▲韭菜搭配猪肉：韭菜和猪肉一起吃能够健脾养血。

韭菜——脾胃双补

韭菜，性温，可健脾气、暖胃，还可行气导滞，防止胃气上逆，预防反胃。此外，韭菜含有挥发性精油及硫化物等特殊成分，散发独特的辛香气味，有助于疏调肝气，增进食欲，增强消化功能。

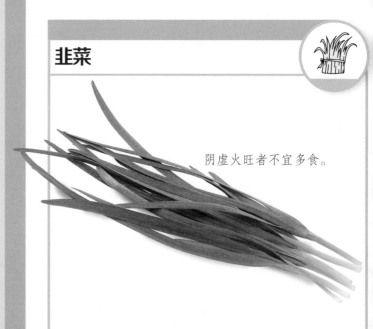

韭菜

阴虚火旺者不宜多食。

韭菜能行气导滞，防止胃气上逆，预防反胃。春天吃点韭菜还能益肝散寒。

性味： 性温，味辛

归经： 归肝、胃、肾经

功效： 健胃、养肝

韭菜海参粥

　　粳米 50 克，海参丁、韭菜末、盐各适量。粳米洗净，放入锅中，加水大火烧开，放入海参丁，转小火煮至米熟烂，放入韭菜末，加盐调味即可。

食用方法： 早、晚餐食用

保健功效： 行气导滞，防止胃气上逆

温馨提示： 韭菜粥不宜隔夜食用

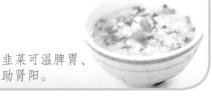

韭菜可温脾胃、助肾阳。

韭菜炒豆芽

　　韭菜段、豆芽各 100 克，葱末、姜丝、红椒丝、植物油、盐各适量。油锅烧热，入葱末、姜丝爆香，放入豆芽煸炒，入韭菜段、红椒丝翻炒，加盐调味即可。

食用方法： 佐餐食用

保健功效： 健脾暖胃

温馨提示： 炒豆芽时需大火爆炒

有助于促进肠蠕动。

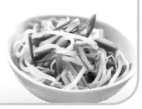

姜韭奶

　　韭菜 100 克，姜丝 20 克，牛奶适量。将韭菜、姜丝洗净切碎，捣烂，用洁净纱布包绞取汁，放入锅内，再倒入牛奶，加热煮沸即可。

食用方法： 早、晚餐饮用

保健功效： 温胃健脾

温馨提示： 消化不良的人吃韭菜易导致胃灼热

尽量趁热饮用。

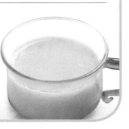

韭菜炒虾仁

　　韭菜 100 克，虾仁 50 克，植物油、盐各适量。虾仁洗净；韭菜洗净，切段。炒锅烧热，倒入植物油，油热后放入虾仁，煸出香味后投入韭菜段，炒熟后加适量盐调味即可。

食用方法： 佐餐食用

保健功效： 温补脾肾

温馨提示： 韭菜一次不宜吃太多

鲜美爽脆，营养丰富。

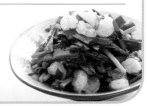

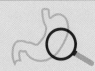

这样搭配
更养脾胃

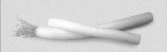

▲姜搭配葱白、红糖：姜与红糖和葱白一起煮水，可温胃散寒。

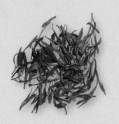

▲姜搭配绿茶：生姜配绿茶有清热解毒、生津润燥的功效。

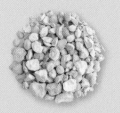

▲姜搭配半夏：姜与半夏煮水有和胃化饮、开胃消食等作用。

生姜——除寒止呕

生姜，性微温，味辛，发散风寒的能力比较强，具有除寒暖胃的功效。生姜还擅长止呕，有"呕家圣药"之称。适量食用生姜还能增强食欲，改善食欲缺乏。

生姜

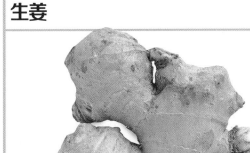

生姜性温，一次不宜食用太多。

生姜可刺激唾液、胃液等消化液的分泌，增加胃肠蠕动，从而增进食欲。

性味： 性微温，味辛

归经： 归脾、肺、胃经

功效： 解表散寒、温中止呕、化痰止咳

姜片粥

　　粳米 100 克，姜片适量。姜片、粳米洗净一起放入锅中，加适量水，先用大火煮沸，再转小火煮至粥稠即可。

食用方法： 早、晚餐食用

保健功效： 可暖脾胃

温馨提示： 多汗者、阴虚内热者不宜食用

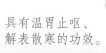
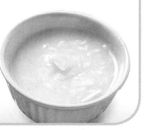

具有温胃止呕、解表散寒的功效。

姜奶

　　姜末、牛奶各适量。牛奶倒入锅中，放入姜末，大火煮沸，转小火微煮即可。

食用方法： 每日1剂

保健功效： 散寒和胃、发汗解表

温馨提示： 晚上尽量不要食用姜

风味独特，且有暖胃的作用。

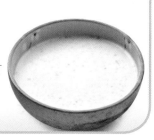

姜茶

　　姜片3克，红茶2克。姜片、红茶放入杯中，加入沸水冲泡 10 分钟即可。

食用方法： 2~3天1剂

保健功效： 暖胃祛寒

温馨提示： 适合风寒感冒初期饮用

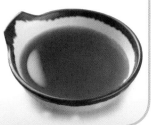

适合风寒感冒、痛经患者。

姜汁砂仁饮

　　姜汁 20 毫升，砂仁 4 克。将砂仁加水煎煮 4 分钟，取汁，调入姜汁即成。

食用方法： 每日1剂，分次服用

保健功效： 醒脾、通滞气

温馨提示： 用不去皮的生姜，暖胃效果更佳，有内火者不宜食用

阴虚有热的人不宜服用。

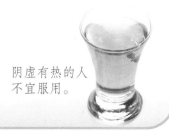

这样搭配
更养脾胃

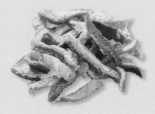

▲苏叶搭配陈皮：苏叶加陈皮泡水，具有散寒解表、健脾和胃等功效。

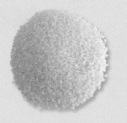

▲苏叶搭配粳米：苏叶粥是健胃解暑的佳品。

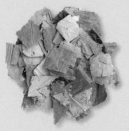

▲苏叶搭配荷叶、绿茶：三者一起泡茶可清肺和胃、降气化痰。

苏叶——祛寒健胃

苏叶为唇形科紫苏属植物紫苏的带枝嫩叶，有散寒解表、理气宽中的功效，可改善脾胃气机不和所导致的胸闷、呕吐等症。

苏叶

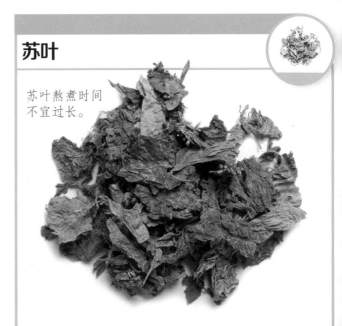

苏叶熬煮时间不宜过长。

苏叶气味清香，性温，味辛，有抑菌解毒、镇静安神的作用。

性味： 性温，味辛

归经： 归脾、肺经

功效： 解表散寒、行气宽中，还能和中解毒

姜糖苏叶饮

姜片 5 克，苏叶 10 克，红糖适量。将姜片和苏叶放入茶杯内，用开水浸泡 15 分钟，去渣，加入红糖搅匀，趁热服用即可。

食用方法： 2~3日1剂

保健功效： 发汗解表、祛寒健胃

温馨提示： 趁热饮用效果更佳

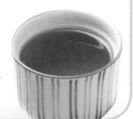

喝完苏叶水发汗后要注意保暖。

砂仁苏叶茶

砂仁 5 克，苏叶 3 克。砂仁、苏叶放入杯中，倒入沸水冲泡，加盖闷 15 分钟即可。

食用方法： 2~3日1剂

保健功效： 温中化湿、理气消胀

温馨提示： 温病及气弱表虚者忌食苏叶

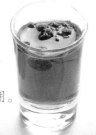

此茶不宜长期饮用。

辛夷花苏叶茶

苏叶 3 克，辛夷花 6 克，葱白一小段。苏叶、辛夷花、葱白放入杯中，倒入沸水冲泡，加盖闷 15 分钟即可。

食用方法： 2~3日1剂

保健功效： 清热解毒、解表散寒、行气和胃

温馨提示： 苏叶草酸含量高，痛风患者忌食，需要补钙的人群也不宜食用

辛夷花可祛风散寒、温通脉络。

凉拌苏叶

取新鲜苏叶 100 克，择洗干净，倒入热水锅里烫软捞出，过冷水，沥干，装盘备用。取植物油适量，倒入锅中烧热，待油稍凉后，倒入烫过的苏叶，加入盐、醋拌匀即可。

食用方法： 佐餐食用

保健功效： 行气宽中

温馨提示： 适合外感风寒和脾胃气滞者食用，对苏叶过敏者不宜食用

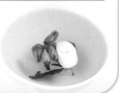

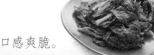

口感爽脆。

栗子——健胃厚肠

栗子性温，味甘，具有很高的营养价值，被称为"干果之王"。栗子有益气补脾、厚胃肠的功效，可缓解反胃、腹泻等症状。

这样搭配更养脾胃

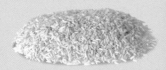

▲栗子搭配糯米：栗子与糯米煮粥具有健脾胃、强筋骨、益血气的功效，适合老年人以及腰膝酸软无力者食用，但消化不良或者血糖高的人不宜食用。

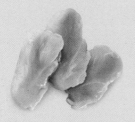

▲栗子搭配香菇、鸡肉：栗子香菇鸡汤具有开胃强身的功效。

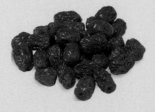

▲栗子搭配大枣、小米：栗子、大枣、小米一起煮粥，能缓解脾胃虚弱引起的腹泻。

栗子

便秘、体质燥热的人群不宜大量食用。

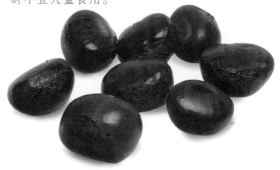

栗子可在两餐之间作零食，或作食材少量入菜肴。不宜一次大量食用，以免引起气滞。

性味： 性温，味甘

归经： 归脾、胃、肾经

功效： 养胃健脾、补肾强筋、活血止血

栗子粥

栗子肉30克，大枣2颗，粳米60克。锅置火上，放入洗净的粳米，加水，大火烧沸后改小火，放入栗子肉，待粥煮至熟烂时，加入大枣即可。

食用方法： 早、晚餐食用

保健功效： 健脾养胃、补中益气

温馨提示： 脾胃虚弱、消化不良以及需要控制血糖者不宜多食

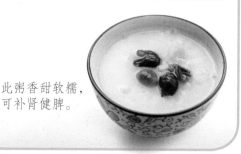

此粥香甜软糯，可补肾健脾。

栗子炒白菜

白菜150克，栗子肉30克，彩椒丝、植物油、盐各适量。白菜洗净，切片。油锅烧热，放入白菜片、栗子肉，微火稍炒，加盐调味，撒上彩椒丝即可。

食用方法： 佐餐食用

保健功效： 养胃健脾、补肾强筋、润肠通便

温馨提示： 白菜梗抹刀切斜片，更易入味

软嫩爽口，营养丰富。

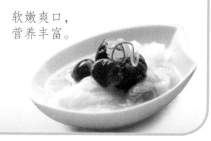

栗子羊肉汤

羊肉块100克，栗子肉30克，枸杞子、姜片、盐各适量。羊肉块洗净，略汆。锅中加水，放入羊肉块，大火烧开，转小火煮至半熟，放入栗子肉、枸杞子、姜片继续煮20分钟，加盐调味即可。

食用方法： 佐餐食用

保健功效： 健脾养胃、温补肾阳

温馨提示： 羊肉属热性食物，热量高，发热或上火期间禁食

此汤适合秋冬季节进补。

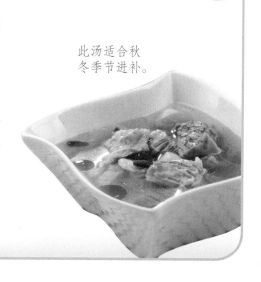

这样搭配
更养脾胃

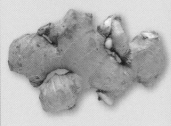

▲红糖搭配生姜：两者一起煮水有补充体内气血、健脾暖胃的作用。

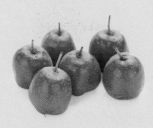

▲红糖搭配山楂：山楂与红糖同煮服，能消食化积，促进胃肠蠕动。

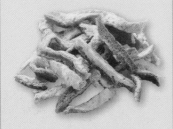

▲红糖搭配陈皮：具有和胃健脾的功效，同时还能起到降逆化痰的作用。

红糖——除寒暖胃

红糖性温，味甘，具有益气补血、健脾暖胃、缓中止痛、活血化瘀的作用，是脾胃虚寒者家中可常备的食材。

红糖

血糖高者不宜食红糖。

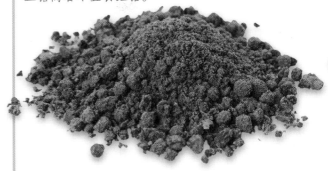

红糖是甘蔗经压榨、蒸煮等步骤，浓缩形成的糖。优质红糖不结块，无杂质，其水溶液清澈，无沉淀，无悬浮物。

性味： 性温，味甘

归经： 归脾、肝经

功效： 益气补血、健脾暖胃、缓中止痛

红糖姜水

姜丝 5 克，红糖适量。将姜丝放入锅中，加入红糖，加适量水大火煮沸，转小火煮 3 分钟即可。

食用方法： 饭后分3次温服

保健功效： 健脾暖胃

温馨提示： 红糖水不宜过量饮用，否则会导致龋齿

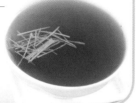

此饮应尽量趁热喝。

生姜葱白红糖饮

葱白 2 段，姜片、红糖各适量。葱白切条。葱白条、姜片一起放入锅中，加适量水，大火煮沸，转小火煮 3 分钟，加红糖略煮即可。

食用方法： 2~3日1剂

保健功效： 养胃安神

温馨提示： 不可服用过多，以免上火

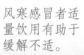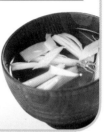

风寒感冒者适量饮用有助于缓解不适。

红糖姜粥

粳米 60 克，大枣、姜片、红糖各适量。粳米洗净。锅中加入水，放入粳米、大枣、姜片，大火烧沸，转小火熬煮至米烂，放入红糖即可。

食用方法： 早、晚餐食用

保健功效： 发汗祛寒、暖胃止痛

温馨提示： 糖尿病、高血糖患者不宜食用

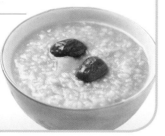

宫寒的女性可常吃。

芝麻红糖饮

黑芝麻 60 克，红糖 20 克，米酒 20 毫升，肉桂 5 克。将肉桂浸入米酒中 1 日。将黑芝麻淘净晾干，炒熟，趁热冲入米酒，然后加红糖拌匀即可。

食用方法： 每日1剂

保健功效： 温补脾肾、固摄冲任

温馨提示： 孕妇或血热妄行者忌服

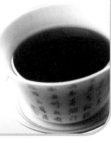

适合脾胃虚寒者饮用。

牛肉——滋养脾胃

若脾胃受寒比较严重，会影响脾胃的升提固摄作用以及消化吸收功能，出现腹胀、胃痛、食欲缺乏等症状。牛肉可安中益气、滋养脾胃，适宜脾胃寒者食用。

这样搭配更养脾胃

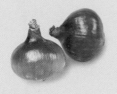

▲牛肉搭配洋葱：两者搭配营养丰富，有散寒健胃的功效。

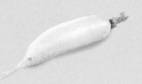

▲牛肉搭配白萝卜：白萝卜轻微辛辣的口感可以中和牛肉的腥味，同时还有补脾益气的功效。

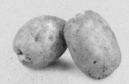

▲牛肉搭配土豆：牛肉炖土豆有助于保护胃黏膜。

牛肉

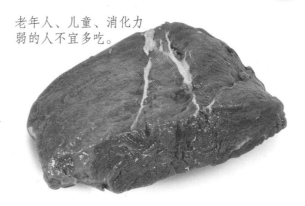

老年人、儿童、消化力弱的人不宜多吃。

　　牛肉的纤维组织较粗，适宜横切，不仅易熟，而且易于胃肠消化吸收。牛肉每周吃 1~2 次即可。

性味： 性平，味甘

归经： 归脾、胃经

功效： 滋养脾胃、养胃益气

牛肉桂圆汤

牛肉片 60 克，白萝卜块 70 克，桂圆干、枸杞子、盐各适量。牛肉片略氽。锅中加水烧开，放入牛肉片、白萝卜块，用中火煮至食材熟透，放入桂圆干、枸杞子，加盐调味即可。

食用方法： 佐餐食用

保健功效： 补肾益精、益气养血

温馨提示： 此汤适合年老体虚者及用脑过度的人日常食用

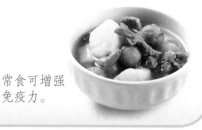

常食可增强免疫力。

当归煲牛肉

当归 10 克，牛肉片 100 克，大枣 3 颗，薏米、料酒、盐各适量。牛肉片略氽。牛肉片、当归、大枣、薏米放入锅中，加水大火煮沸，烹入料酒，转小火煮至食材熟透，加盐调味即可。

食用方法： 佐餐食用

保健功效： 补血活血、温补气血

温馨提示： 不宜多食，以免上火

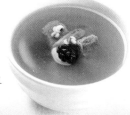

气虚、贫血者可常食。

牛肉炖胡萝卜

牛肉 100 克，胡萝卜 100 克，盐、料酒各适量。牛肉洗净，切块，放入沸水中氽一下；胡萝卜去皮，洗净，切块；将处理好的牛肉块放入砂锅中，加适量热水，大火煮开，烹入料酒，小火煮 40 分钟，放入胡萝卜块，炖至熟烂，加适量盐调味即可。

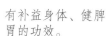

有补益身体、健脾胃的功效。

食用方法： 佐餐食用

保健功效： 补中益气、滋养脾胃、强健筋骨

温馨提示： 胡萝卜久煮易烂，放入牛肉汤中后宜小火慢煮

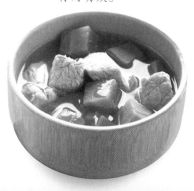

这样搭配
更养脾胃

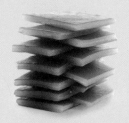

▲胡椒搭配海带：胡椒和海带一起煲汤，有利尿消肿、调节胃肠的作用。

▲胡椒搭配豆腐：有健脾理气的功效。

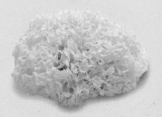

▲胡椒搭配银耳：有滋阴润肺、养胃补虚的作用。

胡椒——暖胃止痛

胡椒性热，是常用的调味品，有暖脾胃的作用。胡椒能改善脾胃虚寒所引起的腹痛、吐水等症，还能祛除胃肠道积气，促进消化。

胡椒

阴虚有火者不宜食用胡椒。

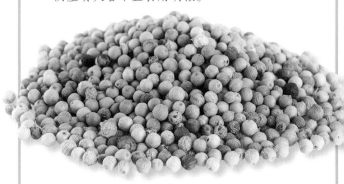

胡椒具有祛腥、解油腻、助消化的作用，其独特的芳香气味可让人胃口大开。

性味： 性热，味辛

归经： 归胃、大肠经

功效： 温中散寒、下气消痰

胡椒粥

胡椒粉 5 克，粳米 50 克，盐适量。粳米洗净，放入砂锅中，加水煮粥，撒入胡椒粉和盐拌匀即可。

食用方法： 早、晚餐食用

保健功效： 温中散寒、健胃止痛

温馨提示： 食用过量会刺激胃黏膜

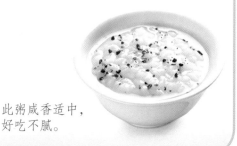

此粥咸香适中，好吃不腻。

胡椒二香茶

胡椒 3 粒，丁香、木香各 5 克。将以上原料放入砂锅中，加适量水，大火煮沸，小火煮 20 分钟，代茶饮。

食用方法： 代茶饮用

保健功效： 温中散寒、健脾开胃

温馨提示： 口苦、口干者不宜饮用

宜餐后饮用。

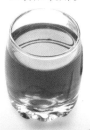

胡椒羊肉汤

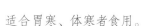

羊肉块 100 克，姜片 5 克，料酒、盐、胡椒粉各适量。羊肉块略余。羊肉块、姜片放入锅中，加水煮沸，烹入料酒，转小火煮至羊肉熟烂，撒入胡椒粉，加盐调味即可。

适合胃寒、体寒者食用。

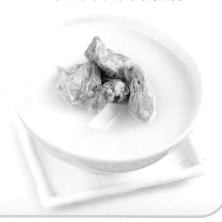

食用方法： 佐餐食用

保健功效： 祛除胃肠积气

温馨提示： 阴虚有火者忌食

中药方暖胃更彻底

真武汤——温肾阳为主，兼敛阴缓急

《伤寒论》古方

茯苓三两，芍药三两，白术二两，生姜（切）三两，附子（炮，去皮，破八片）一枚，以水八升，煮取三升，去滓，温服七合，日三服。

方剂歌诀

真武附苓术芍姜，
温阳利水壮肾阳，
脾肾阳虚水气停，
腹痛悸眩瞤惕羞。

主要功效

温阳利水。主治阳虚水泛证。症见畏寒肢厥，小便不利，心下悸动不宁等。

随证加减

①水寒射肺而咳者，加干姜、细辛温肺化饮，加五味子敛肺止咳。②阴盛阳衰而下利甚者，去芍药之阴柔，加干姜以助温里散寒。③水寒犯胃而呕者，加重生姜用量以和胃降逆，可加吴茱萸、半夏以助温胃止呕。

现代用法

茯苓、芍药、生姜、附子各9克，白术6克。水煎服。

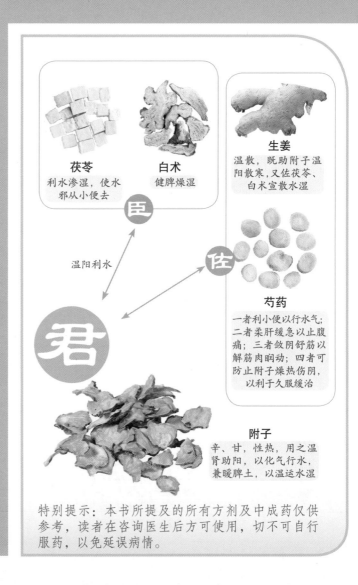

茯苓
利水渗湿，使水邪从小便去

白术
健脾燥湿

臣

生姜
温散，既助附子温阳散寒，又佐茯苓、白术宣散水湿

佐

温阳利水

芍药
一者利小便以行水气；二者柔肝缓急以止腹痛；三者敛阴舒筋以解筋肉瞤动；四者可防止附子燥热伤阴，以利于久服缓治

君

附子
辛、甘，性热，用之温肾助阳，以化气行水，兼暖脾土，以温运水湿

特别提示：本书所提及的所有方剂及中成药仅供参考，读者在咨询医生后方可使用，切不可自行服药，以免延误病情。

理中丸——补气健脾

《伤寒论》古方

　　人参、干姜、甘草（炙）、白术各三两。上四味，捣筛，蜜和为丸，如鸡子黄许大。以沸汤数合，和一丸，研碎，温服之，日三四服，夜二服。腹中未热，益至三四丸，然不及汤。汤法：以四物依两数切，用水八升，煮取三升，去滓，温服一升，日三服。服汤后，如食顷，饮热粥一升许，微自温，勿发揭衣被。

方剂歌诀

理中干姜参术甘，
温中健脾治虚寒；
中阳不足痛呕利，
丸汤两用腹中暖。

主要功效

温中祛寒，补气健脾。常用于治疗脾胃虚寒所致的疾病。

随证加减

①虚寒甚者，可加附子、肉桂以增强温阳祛寒之力。②呕吐甚者，可加生姜、半夏降逆和胃、止呕。③下利甚者，可加茯苓、白扁豆健脾渗湿、止泻。

现代用法

人参、干姜、炙甘草、白术各90克。共研细末，炼蜜为丸，每丸9克，每次1丸，温开水送服，每日2~3次。或作汤剂，水煎服，用量按原方比例酌减。

使用注意

湿热内蕴中焦或脾胃阴虚者禁用。

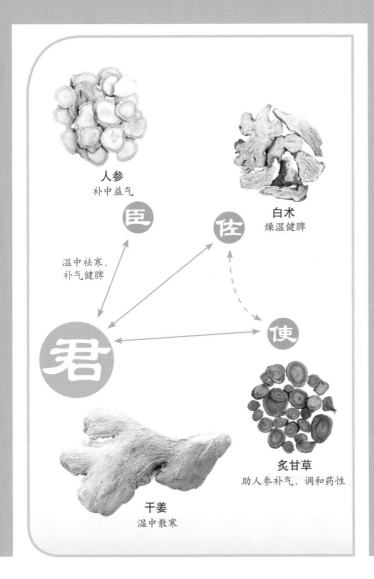

人参
补中益气

白术
燥湿健脾

臣

佐

温中祛寒，
补气健脾

君

使

炙甘草
助人参补气，调和药性

干姜
温中散寒

温脾汤——温阳健脾，攻下冷积

《备急千金要方》古方

大黄五两，当归、干姜各三两，附子、人参、芒硝、甘草各二两，上七味，㕮咀（指捣碎或切碎），以水七升，煮取三升，分服，一日三次。

方剂歌诀

温脾附子大黄硝，
当归干姜人参草；
攻下寒积温脾阳，
阳虚寒秘腹痛疗。

主要功效

攻下冷积，温补脾阳。主治阳虚寒积证。症见腹痛便秘，脐下绞结，绕脐不止，手足不温，苔白不渴，脉沉弦而迟。

随证加减

①腹中胀痛者，加厚朴、木香以行气止痛。
②腹中冷痛，加肉桂、吴茱萸以增强温中祛寒之力。

现代用法

大黄15克，当归、干姜各9克，附子、人参、芒硝、甘草各6克。水煎服。

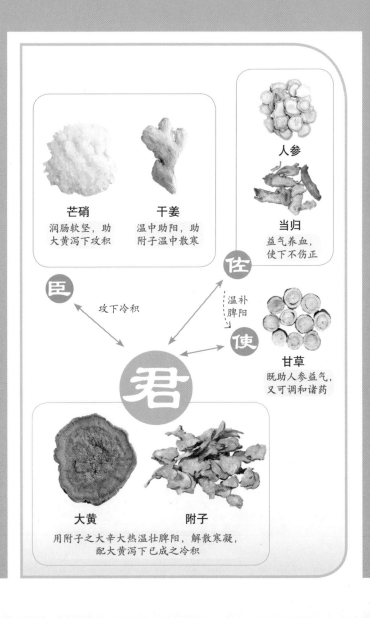

芒硝
润肠软坚，助
大黄泻下攻积

干姜
温中助阳，助
附子温中散寒

人参

当归
益气养血，
使下不伤正

臣

攻下冷积

温补脾阳

佐

使

甘草
既助人参益气，
又可调和诸药

君

大黄　　　附子
用附子之大辛大热温壮脾阳，解散寒凝，
配大黄泻下已成之冷积

吴茱萸汤——降逆止呕

《伤寒论》古方

　　吴茱萸（洗）一升，人参三两，生姜（切）六两，大枣（擘）十二枚。上四味，以水七升，煮取二升，去滓。温服七合，日三服。

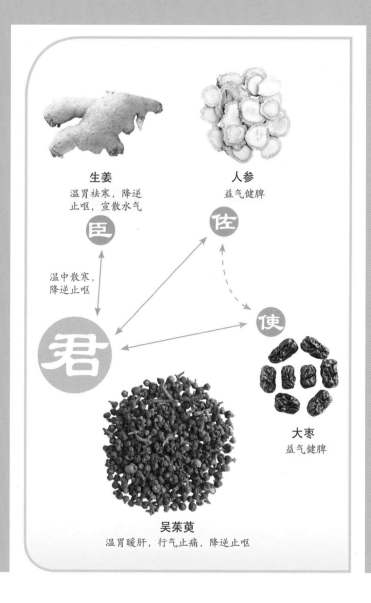

生姜
温胃祛寒，降逆
止呕，宣散水气

臣

人参
益气健脾

佐

温中散寒，
降逆止呕

君

使

大枣
益气健脾

吴茱萸
温胃暖肝，行气止痛，降逆止呕

方剂歌诀
吴茱萸汤重用姜，
人参大枣共煎尝；
厥阴头痛胃寒呕，
温中补虚降逆良。

主要功效
温中补虚，降逆止呕。主治肝胃虚寒，浊阴上逆证。适用于慢性胃炎、妊娠呕吐、神经性呕吐、神经性头痛、耳源性眩晕等属肝胃虚寒者。

随证加减
①呕吐较甚者，可加半夏、陈皮、砂仁等以增强和胃止呕之力。②头痛较甚者，可加川芎以加强止痛之功。③肝胃虚寒重证，可加干姜、小茴香等温里祛寒。

现代用法
吴茱萸、人参各9克，生姜18克，大枣4颗。水煎服。

使用注意
胃热呕吐、阴虚呕吐、或肝阳上亢之头痛者均禁用本方。

穴位祛寒，胃更暖

调理脾胃虚寒的穴位有关元、气海、命门、足三里等穴，可以通过热敷中药和艾灸的方法进行调理，效果非常显著。此外，脾胃受寒者在日常生活中应该注意保暖。

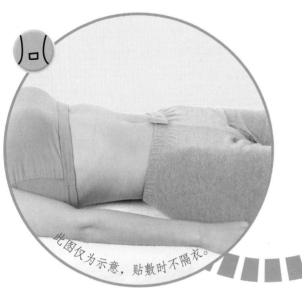

此图仅为示意，贴敷时不隔衣。

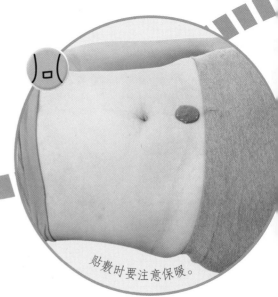

贴敷时要注意保暖。

贴敷关元穴

关元穴在下腹部，脐中下3寸，前正中线上。将桂枝、肉桂和川椒研末，各取等份，小火炒热后用薄的布袋包好以免烫伤，覆盖在关元穴上。该方法有助于除寒邪，使脾胃阳气充足。

贴敷气海穴

气海穴在下腹部，脐中下1.5寸，前正中线上。取肉桂3克，吴茱萸、小茴香各6克，将以上3种药材放入研钵中研细成粉末。使用时用白酒或黄酒调成糊，热敷气海穴。每天2次，3天为1个疗程。

特别提示

肚脐是一个比较虚弱的地方，也是寒气容易入侵的地方。如果肚脐受寒，很容易引起脾胃虚寒，影响脾胃健康。

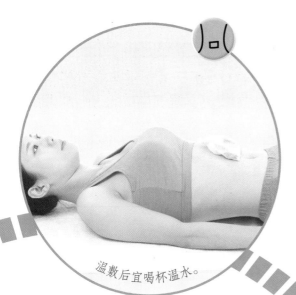

温敷后宜喝杯温水。

温熨胃脘

取粗盐 250~500 克，桂皮、葱各适量。将所有材料放入锅中炒热，或用微波炉加热，然后用布袋装好敷于胃脘部，以免烫伤。

灸命门穴

命门穴在脊柱区，第 2 腰椎棘突下凹陷处，后正中线上。艾灸命门穴有除寒暖胃的功效。取俯卧位，隔姜灸命门穴，每次灸 5~7 壮，每天可灸 1~2 次。

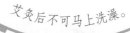

艾灸后不可马上洗澡。

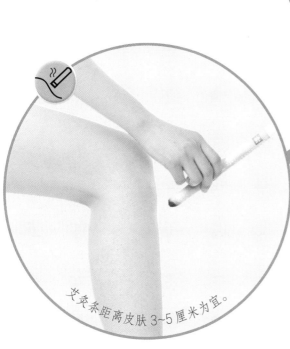

艾灸条距离皮肤 3~5 厘米为宜。

灸足三里穴

足三里穴在小腿外侧，犊鼻穴下 3 寸，犊鼻穴与解溪穴连线上。用艾条温和灸足三里穴 10~15 分钟，以局部有温热感为宜，可两边同时艾灸。

小妙招教你祛寒又暖胃

艾叶水泡脚，使脾胃不寒

　　艾叶能起到抑菌杀菌的作用，其性温，归脾、肝、肾经，也能起到暖脾胃、除寒的作用。用艾叶水泡脚能促进脚部气血循环，同时还能刺激足部的脾经、胃经，助寒邪宣发，使脾胃不寒。

　　艾叶水泡脚：将50克艾叶放入砂锅中，加适量水，浸泡10分钟左右，大火煮沸，小火煎20分钟，倒入盆中，冷却到脚可以适应的温度时泡脚，泡到全身微微出汗为宜。

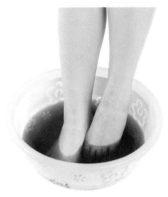

可以在临睡前泡脚。

姜枣茶是不错的暖胃方

　　不仅生姜能暖胃，大枣也有暖胃健脾的功效。对于大枣的作用，李时珍在《本草纲目》中写道："枣，味甘，性温，能补中益气、养血生津。"正因为大枣能补脾胃、益气血，所以气血不足的人可常食。下面这道姜枣茶食材简单，制作起来容易，暖胃功效好，还有温中止痛、和胃止呕的效果。

　　姜枣茶：生姜6克，大枣2颗，将两味共入砂锅内煎汤。温热饮用即可。

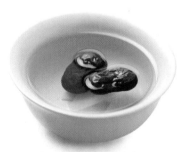

每天喝1杯，祛寒暖胃效果好。

白胡椒贴肚脐，能止泻

脾胃受寒就容易腹泻。若小腹冷痛并且腹泻不止，可用白胡椒贴敷肚脐。白胡椒性热，能起到除寒、暖脾胃的作用。肚脐是神阙穴所在之处，多刺激此处能益气补阳、温肾健脾、祛风除湿。用白胡椒贴敷肚脐可以温阳除寒，自然就能起到较好的止泻效果。

白胡椒贴肚脐：先用75%浓度的酒精对脐部进行消毒，再涂点凡士林。将白胡椒研碎，放在肚脐上，用医用胶布或伤湿止痛膏固定，贴敷2~4小时后去掉药贴即可。

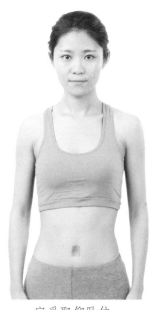

宜采取仰卧位。

合理锻炼，提升脾胃阳气

中医讲动能升阳，对于脾胃阳气不足、寒邪留滞不去的人来说，适当运动能够反复刺激足太阴脾经。经络疏通，可促进脾胃的气血循环，增强脾胃的消化吸收功能，减轻寒邪损及脾胃导致的不适感。另外，适当运动也能助阳气升发，帮助脾胃除掉寒邪。可用八段锦中"调理脾胃须单举"的方法来补脾胃阳气。

调理脾胃须单举：两脚分开，右臂过胸前，过头顶，向上翻手掌，掌心朝天，左手掌往下按，力应达掌根、掌心。右手做完之后换左手，每次可做5~10个循环。

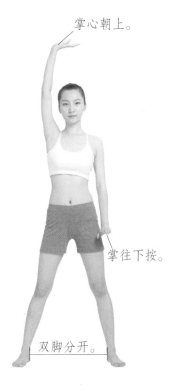

掌心朝上。

掌往下按。

双脚分开。

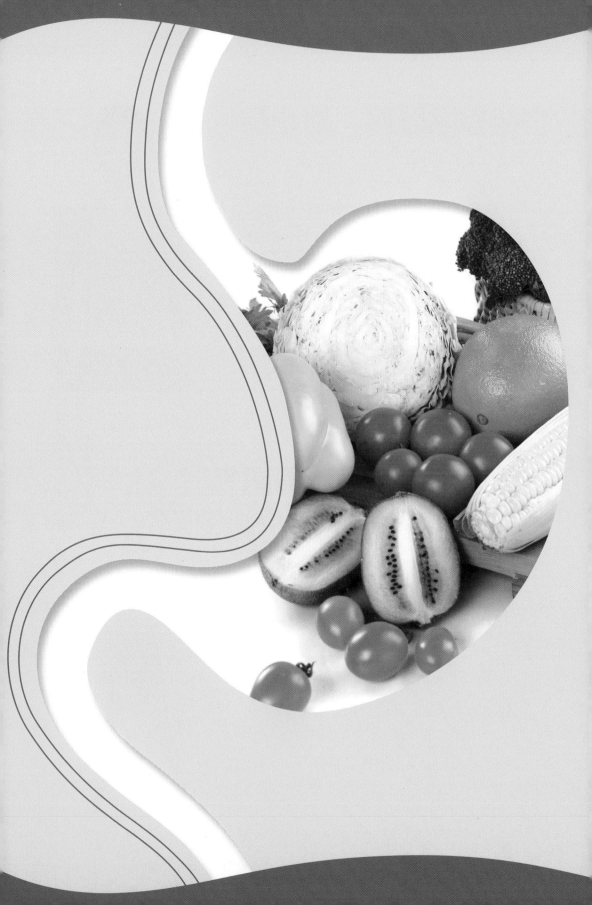

第六章
脾胃湿热怎么调理

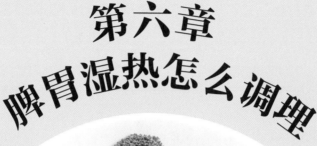

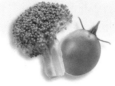

脾胃湿热常见面部发红、发热，总是嗜睡，还伴有大便溏泄、舌苔黄腻、有口气、身体沉重等，这些都是脾胃湿热的辨证要点。针对上述情况的调养应本着"清热不碍利湿，利湿不助热"的原则，吃些清热、除湿、利水的食物，再结合拔罐或刮痧，祛湿清热，使脾胃安和。

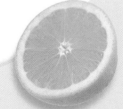

这些表现说明你脾胃湿热

　　脾胃湿热，亦称"中焦湿热"，是指湿热蕴结脾胃，脾胃运化受阻，可见全身湿热症状的病理变化。主要表现有舌苔黄腻、大便黏腻、面部发红、脘腹胀满、体倦身重等。

脾胃湿热的病因

　　脾胃湿热多是由受到湿气侵蚀、饮食不节、嗜食肥甘厚味等酿成湿热内蕴于脾胃导致的。另外，情绪因素也会造成脾胃湿热。情绪不好会导致肝郁脾虚，脾虚则湿重，日久就会出现脾胃湿热的情况。

舌苔黄腻

脾胃湿热的舌象为苔色黄而黏腻，如同有黄色粉末涂在舌面上一样。中医认为，舌苔黄腻是湿热上蒸于舌所导致的。

大便黏腻

湿邪会使脾胃的运化动力减弱，食物得不到有效消化，就会导致大便黏腻，经常会出现如厕时马桶冲不干净的状况，这说明体内有湿邪。

脾胃湿热

面部发红

面部是胃经循行所过之处，若胃里有火，火气会沿着胃经而上。火具有炎热之性，胃火上炎到面部，自然就会出现面部发红发热的症状。

睡觉时流口水

　　一个人如果脾气充足，涎液会留在口腔里，不会溢出。一旦脾胃湿热，滞留于体内，运化就会失去平衡，以致睡觉时会出现流口水的现象。

饮食不宜过凉或过热

　　《黄帝内经·灵枢》指出："食饮者，热无灼灼，寒无沧沧。"意思就是说食物的温度不要热得发烫，也不要过凉、过寒。饮食过冷会损伤脾胃阳气，致寒湿内生；过热则会造成胃肠积热。

身体疲倦，走路提不起劲
湿邪具有重浊、黏滞之性，会导致脾胃不运。体内有湿的话，会出现身重肢倦、身体不清爽的感觉。

女性白带异常，腿脚容易水肿
湿邪具有下注的特点，体内有湿的女性白带较多，且发黏发黄，甚至呈碎渣状，还易出现腿脚水肿。

脾胃湿热

恶心、口苦
湿热蕴脾，脾失健运，脾气郁滞，故易导致恶心、反酸；湿热侵犯肝脏，肝失调达，胆汁无法正常排泄，故易导致口干、口苦。

脘腹胀满
湿邪内停，易引起腹胀。湿邪也会影响脾阳的运化功能和脾胃的气机升降功能，气滞则加重腹胀。

口气大
饮食不节，恣食辛辣、肥甘、厚味之品，亦可导致湿热内蕴，气机壅滞。湿邪不利于脾胃气机的升降，脾气不升，胃气不降，则易患口臭。

这样吃，除湿又清热

这样搭配
更养脾胃

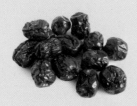

▲冬瓜搭配大枣：冬瓜大枣汤具有补脾和胃、益气生津、补血养血等功效。

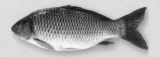

▲冬瓜搭配鲤鱼：两者一起煮有清热除湿的功效。

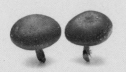

▲冬瓜搭配香菇：两者同食可以清热健脾、利水渗湿。

冬瓜——清热止渴

冬瓜，性凉，能清热利湿，将人体内多余的湿热除掉。夏季天热，体内湿热者的燥热感会有所加重。冬瓜能消热解渴，防止人体被湿热所伤，保护脾胃健康。

冬瓜

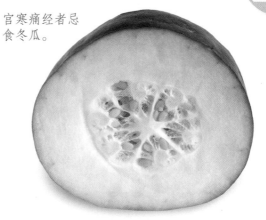

宫寒痛经者忌食冬瓜。

常吃冬瓜可起到降脂减肥、美容养颜、护肾利尿、清热解暑等作用，适宜有胃病且肥胖的人群食用。

性味：	性凉，味甘、淡
归经：	归肺、大肠、膀胱经
功效：	利水消痰、除烦止渴、祛湿解暑

冬瓜扁豆排骨汤

冬瓜片 200 克，排骨块 100克、扁豆、姜片、盐各适量。排骨块略氽。锅中加水，入排骨块、扁豆、姜片，大火煮沸，转小火煲至快熟时，入冬瓜片煲熟，加盐调味即可。

食用方法： 佐餐食用

保健功效： 祛湿、健脾、补气

温馨提示： 白皮冬瓜的肉质松脆，更适合煲汤

扁豆一定要煮熟，否则容易中毒。

冬瓜粥

冬瓜 50 克，粳米 60 克。粳米淘洗干净，冬瓜洗净、带皮切成块。粳米加水煮成粥，加入冬瓜块，煮熟即可。

食用方法： 早、晚餐食用

保健功效： 消水肿、促消化

温馨提示： 脾胃虚寒者不宜多食

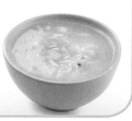

适合身体水肿者食用。

冬瓜鸭肉薏米汤

鸭肉、冬瓜块各 70 克，薏米 50 克，葱段、盐各适量。鸭肉洗净，切块，氽烫。鸭肉块、葱段、薏米放入锅中，加水大火煮沸，转小火煲至将熟时加入冬瓜块煲熟，加盐调味即可。

食用方法： 佐餐食用

保健功效： 清热祛湿、滋阴养颜

温馨提示： 冬瓜连皮一起煮汤，利尿效果更佳

此汤性寒，体虚寒者不宜多吃。孕妇禁食。

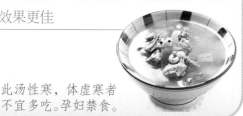

冬瓜绿豆汤

冬瓜 200 克，绿豆 100 克，盐适量。冬瓜留皮，洗净，切块。绿豆洗净，将其和冬瓜块一起放入砂锅中，加适量水，大火煮沸，转小火熬 20 分钟，加入适量盐即可。

食用方法： 佐餐食用

保健功效： 清热解毒、利尿除湿

温馨提示： 脾胃寒凉者不宜饮用

是夏季清凉解暑的一道佳品。

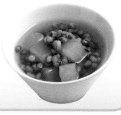

莲藕——健脾止泻

生莲藕，性寒；熟莲藕，性温。莲藕煮熟后由凉变温，有养胃、滋阴、健脾、益气、养血的功效，是一种很好的食补佳品。

这样搭配
更养脾胃

▲莲藕搭配小米：莲藕和小米一起煮粥可以补中益气、健脾和胃。

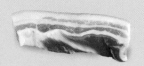

▲莲藕搭配猪肉：莲藕与猪肉荤素搭配，具有滋阴养血、健脾养胃等功效。

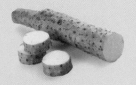

▲莲藕搭配山药：莲藕和山药同食可以生津开胃、补脾益肺。

莲藕

容易腹泻者不宜吃生莲藕。

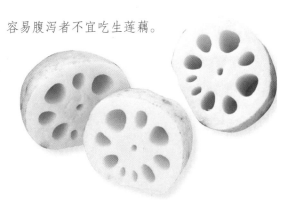

莲藕微甜而脆，它能够生吃、凉拌吃、煮汤喝。吃莲藕能够补气养血、健脾养胃，并且凉血生津效果也不错，是一种上好的滋补佳品。

性味： 性寒（生用），味甘

归经： 归心、脾、胃经

功效： 补养心脾、安神助眠

莲藕汁

　　莲藕 50 克，枸杞子适量。莲藕去皮，洗净，切片；枸杞子洗净。莲藕片、枸杞子一起放入榨汁机，榨成汁即可。

食用方法： 2~3天1剂

保健功效： 生津止渴、促进消化

温馨提示： 脾胃虚寒者不宜饮用

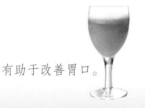

有助于改善胃口。

鲜藕粥

　　莲藕丁 50 克，粳米 60 克。粳米洗净。将粳米和莲藕丁一同放入锅中，加适量水，大火烧开，再转小火煮 30 分钟即可。

食用方法： 早、晚餐食用

保健功效： 补脾养胃

温馨提示： 煮藕时忌用铁器，以免莲藕变黑

可以加入大枣，
营养价值更高。

炒藕丁

　　莲藕丁、胡萝卜丁、柿子椒丁各 50 克，植物油、盐各适量。油锅烧热，放入莲藕丁炒至断生，再放入柿子椒丁、胡萝卜丁翻炒，放入盐调味即可。

食用方法： 佐餐食用

保健功效： 清热凉血、健脾开胃

温馨提示： 炒莲藕时，可边炒边点水，藕就不会变黑了

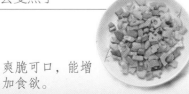

爽脆可口，能增
加食欲。

蜂蜜藕片

　　莲藕 1 节，蜂蜜适量。莲藕洗净，去皮，将一头切下来当作盖，将蜂蜜注入藕孔里，用牙签将盖固定好，放入屉中蒸熟，切片食用。

食用方法： 佐餐食用

保健功效： 滋阴养胃

温馨提示： 容易腹泻者不宜吃生莲藕

美味可口，甜而不腻。

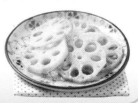

这样搭配
更养脾胃

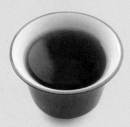

▲蒲公英搭配红茶：蒲公英搭配红茶可养胃、解毒。

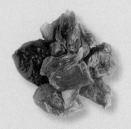

▲蒲公英搭配桂圆干：蒲公英与桂圆干一起泡水可补心安神、养血益脾。

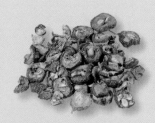

▲蒲公英搭配山楂干：两者一起泡水，对消化不良、脾胃有火等症状有较好的调治效果。

蒲公英——除湿热

《本草纲目》记载："蒲公英解食毒，散滞气，化热毒，消恶肿、结核。"蒲公英的主要功效为清利湿热，可以改善湿热所导致的恶心、舌苔发黄等问题。

蒲公英

食用蒲公英要注意量，过食易引起腹泻。

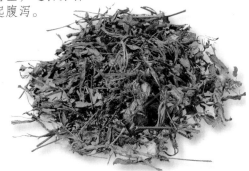

蒲公英是一种药食两用的植物，具有清热、解毒、除湿的功效。蒲公英的食用方法有很多，主要用来泡水喝，还可以煮粥、炒食。

性味：	性寒，味苦、甘
归经：	归肝、胃经
功效：	清热解毒、消肿散结、利湿通淋

蒲公英粥

　　粳米 50 克,蒲公英 20 克。蒲公英洗净,加水煎煮,去渣取汁。蒲公英汁与粳米一同放入砂锅,加水大火烧开,再转小火熬煮至粥熟烂即可。

食用方法: 早、晚餐食用

保健功效: 养胃、祛湿热

温馨提示: 加入冰糖调味,味道更佳

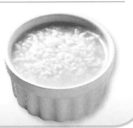

可每周食用
2~3 次。

蒲公英茶

　　蒲公英 20 克。将蒲公英放入水杯中,用适量开水冲泡即可。

食用方法: 2~3天1剂

保健功效: 清热祛湿

温馨提示: 用量不宜过大,否则易恶心

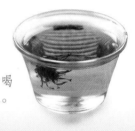

肝火旺盛者喝
此茶可降火。

蒲公英金银花饮

　　金银花 10 克,蒲公英 6 克。蒲公英与金银花一同放入砂锅中,加适量水煎煮即可。

食用方法: 2~3天1剂

保健功效: 清热利湿

温馨提示: 趁热饮用效果佳

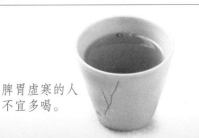

脾胃虚寒的人
不宜多喝。

蒲公英炒鸡蛋

　　鸡蛋 2 个,蒲公英 30 克,植物油、盐适量。鸡蛋打散,蒲公英洗净切段。油锅烧热,下入鸡蛋翻炒至金黄,再放入蒲公英炒熟,加盐即可。

食用方法: 佐餐食用

保健功效: 清热解毒、美容养颜

温馨提示: 蒲公英的味道较苦,可以先在沸水中焯一下

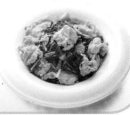

清热解毒,
营养丰富。

这样搭配
更养脾胃

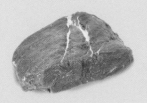

▲芹菜搭配牛肉：芹菜炒牛肉有较高的营养价值，能够补益脾胃、增强免疫力。

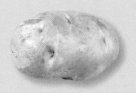

▲芹菜搭配土豆：芹菜炒土豆不仅美味，还能通便润肠、增进食欲。

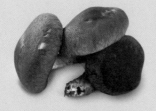

▲芹菜搭配香菇：芹菜和香菇一起吃，具有生津止渴、补气养血、健脾养胃的功效。

芹菜——清热养血

芹菜性凉，能清热除烦，其含铁量高，能补血，适合脾胃湿热、气血不足者食用。芹菜还能刺激胃肠蠕动，润肠通便。

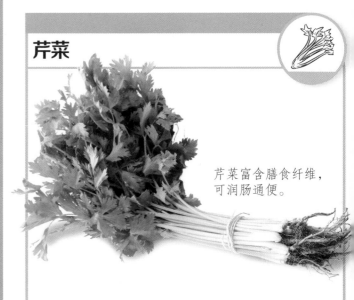

芹菜

芹菜富含膳食纤维，可润肠通便。

芹菜营养丰富。身体虚弱者、内热烦躁者都可适量食用。春季气候干燥，人往往胃火也比较大，可食用芹菜来清热解毒、祛病强身。

性味：	性凉，味甘
归经：	归肺、肝、胃经
功效：	除烦消肿、凉血止血、解毒宣肺、健胃平肝、清肠利便

芹菜拌木耳

　　木耳6朵，芹菜50克，葱丝、香油、白糖、盐、醋各适量。木耳泡发，洗净，焯水；芹菜洗净，去叶，切段，用开水略焯，过凉水。将芹菜和木耳放入小盆中，放入葱丝、香油、白糖、盐和醋拌匀，装盘即可食用。

食用方法： 佐餐食用

保健功效： 降血压、润肠

温馨提示： 芹菜不要焯太久，否则会失去脆嫩感

清脆爽口，有助于提高食欲。

鲜芹苹果汁

　　鲜芹100克，苹果肉100克。将鲜芹择洗干净（不去叶），放入沸水中焯烫2分钟，过凉水后切碎，与苹果肉一同放入榨汁机中榨汁，即可饮用。

食用方法： 每日1~2剂

保健功效： 清肠利便、和胃止吐

温馨提示： 脾胃虚寒者不宜饮用

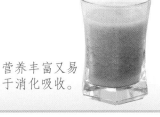

营养丰富又易于消化吸收。

腰果拌芹菜

　　芹菜150克，腰果50克，盐适量。芹菜洗净，切段，放入开水锅中，待水再次沸腾时，捞出沥水。将芹菜段加盐拌匀，撒上腰果即可。

食用方法： 佐餐食用

保健功效： 健脾、清热去烦

温馨提示： 芹菜叶可同食，清热效果更佳

具有降压活血、润肤养颜等功效。

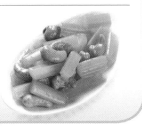

芹菜炒虾仁

　　芹菜100克，虾仁50克，盐、植物油各适量。将芹菜择洗干净，切段。油锅烧热，下入芹菜段，断生后放入虾仁炒熟，加适量盐调味即可。

食用方法： 佐餐食用

保健功效： 清肠通便、平肝清热

温馨提示： 血压低者不宜吃太多

脆嫩鲜美，营养丰富。

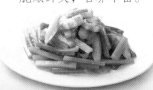

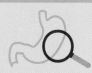

这样搭配
更养脾胃

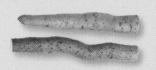

▲麦冬搭配山药：麦冬和
山药一起煮水，具有健胃
消食、养肝护肝的功效，
同时还能够止咳化痰、润
肺平喘、滋阴补气。

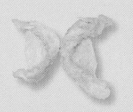

▲麦冬搭配燕窝：麦冬和
燕窝一起炖食，能够润燥
生津，增强身体免疫力。

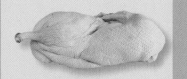

▲麦冬搭配鸭肉：两者同
煮，具有清肺养胃、生津
润燥的功效。

麦冬——益胃生津

中医认为，麦冬有滋胃阴兼清胃火的功效。
麦冬能滋阴降火，益胃生津，善治胃阴不足所导
致的舌干口渴、纳呆不饥等证，也适合阴虚肠燥、
大便秘结者。

麦冬

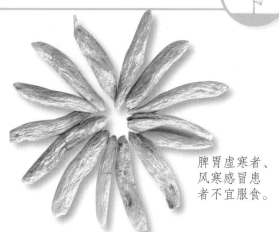

脾胃虚寒者、
风寒感冒患
者不宜服食。

据《本草正义》记载，麦冬"专补胃阴，
滋津液，本是甘药补益之上品"。

性味： 性微寒，味甘、微苦

归经： 归心、胃、肺经

功效： 养阴润肺、益胃生津、清心除烦

麦冬竹叶粥

麦冬 15 克，鲜竹叶 10 克，粳米 100 克。将麦冬洗净，与鲜竹叶一同放入砂锅，大火煮沸，小火煎 10 分钟，取汁；粳米淘洗干净，加入药汁一同煮粥食用。

食用方法： 早、晚餐食用

保健功效： 健脾、滋胃阴

温馨提示： 夏天食用此粥较为适宜

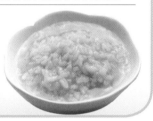

容易消化且滋补效果好。

莲子百合麦冬汤

百合、麦冬各 6 克，莲子适量。将上述原料洗净，一同放入砂锅中，加水适量，大火煮沸，小火煮 20 分钟，即可食用。

食用方法： 佐餐食用

保健功效： 养气、健胃、安神

温馨提示： 根据喜好可加糖或盐调味

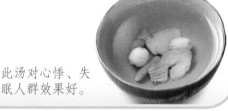

此汤对心悸、失眠人群效果好。

芦根麦冬饮

芦根、麦冬各 15 克。芦根、麦冬放入茶杯中，加适量开水冲泡，加盖闷 10 分钟即可饮用。

食用方法： 2~3天1剂

保健功效： 清热生津

温馨提示： 脾胃虚寒者不宜饮用

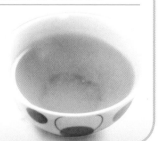

咽喉有炎症者可适量饮用。

麦冬石斛茶

麦冬 10 克，石斛 6 克，绿茶 3 克。将麦冬、石斛同研成粉末，与绿茶一起放入大杯中，用沸水冲泡，加盖闷 10 分钟即可饮用。

食用方法： 2~3天1剂

保健功效： 养阴润肺、清心除烦

温馨提示： 熬夜者及胃燥者可适量饮用

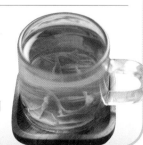

适宜慢性胃炎阴虚患者饮用。

这样搭配更补脾胃

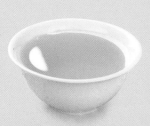

▲仙人掌搭配蜂蜜：仙人掌洗净、去刺、切丝与蜂蜜凉拌，可以清热解毒、润肠通便。

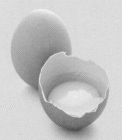

▲仙人掌搭配鸡蛋：仙人掌和鸡蛋蒸着吃可用于辅助治疗胃痛、痔血。

特别提示：仙人掌过食会导致呕吐、腹泻。脾胃虚寒者不宜食用。月经期妇女、孕妇禁食。

仙人掌
——改善胃部灼热

中医认为，仙人掌性寒，能行气活血、清热解毒、健脾止泻，可改善胃部灼热。另外，仙人掌还有抗炎功效，胃炎、胃溃疡患者都可用其食疗。

仙人掌

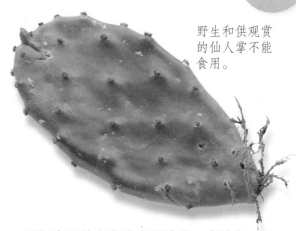

野生和供观赏的仙人掌不能食用。

民间多用仙人掌治疗腮腺炎、乳腺炎、疖肿等。仙人掌也具备美容功效，用仙人掌的汁液涂抹脸部能美白消炎。

性味： 性寒，味苦

归经： 归心、胃、肺经

功效： 清热解毒

仙人掌炖猪肚

仙人掌末、熟猪肚条各50克，盐适量。将仙人掌末、熟猪肚条一起放入锅中，加水，以小火炖至熟烂，加盐调味即可。

食用方法: 佐餐食用

保健功效: 止腹泻、缓解胃炎

温馨提示: 仙人掌不可多食，否则可能引起不适，甚至中毒

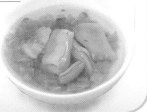

有助于修复受损的胃黏膜。

仙人掌炒牛肉

牛肉丝100克，仙人掌片60克，植物油、盐各适量。油锅烧热，放入牛肉丝煸炒，加入仙人掌片，炒熟，加盐调味即可。

食用方法: 佐餐食用

保健功效: 补脾益气

温馨提示: 仙人掌表皮有刺，削皮的时候最好戴上手套

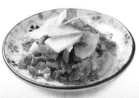

可补脾胃，益气血。

仙人掌小米粥

猕猴桃汁、仙人掌汁各30克，小米50克，玉米粒适量。小米洗净，放入锅中，加水煮粥。待粥快熟时，放入玉米粒，倒入猕猴桃、仙人掌汁，煮至粥熟即可。

食用方法: 早、晚餐食用

保健功效: 益虚劳、润脏腑

温馨提示: 体质虚寒者不宜食用仙人掌

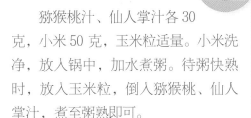

尤其适宜便秘、食欲不振和消化不良者食用。

仙人掌绿茶饮

仙人掌40克，绿茶5克。将仙人掌洗净、去刺，切小块，然后与绿茶一同放入砂锅中，加入适量的水煎煮，去渣取汁服用。

食用方法: 2~3天1剂

保健功效: 清热解毒、止咳平喘

温馨提示: 不可过量饮用，也不可长期饮用

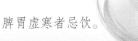

脾胃虚寒者忌饮。

中药方除湿热，立竿见影

枳实导滞丸——清热利湿

《内外伤辨惑论》古方

大黄一两，枳实（麸炒）、神曲（炒）各五钱，茯苓（去皮）、黄芩（去腐）、黄连（拣净）、白术各三钱，泽泻二钱。上为细末，汤浸蒸饼为丸，如梧桐子大，每服五十至七十丸，温开水送下，食远服，量虚实加减服之。

方剂歌诀

枳实导滞曲连芩，
大黄术泽与茯苓；
食湿两滞生郁热，
胸痞便秘效堪灵。

主要功效

消导化积，清热利湿。主治湿热食积证。

随证加减

腹胀满较甚，里急后重者，可加木香、槟榔等以助理气导滞之功。

现代用法

大黄30克，枳实、神曲各15克，茯苓、黄芩、黄连、白术各9克，泽泻6克。共为细末，水泛小丸，每服6~9克，温开水送下，每日2次。

使用注意

泄泻无积滞者及孕妇不宜服用。

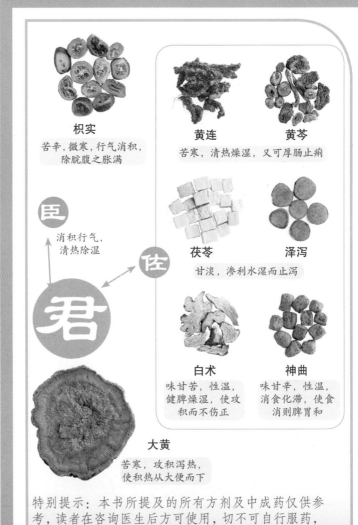

枳实
苦辛，微寒，行气消积，除脘腹之胀满

黄连　黄芩
苦寒，清热燥湿，又可厚肠止痢

臣

消积行气，清热除湿

佐

茯苓　泽泻
甘淡，渗利水湿而止泻

君

白术
味甘苦，性温，健脾燥湿，使攻积而不伤正

神曲
味甘辛，性温，消食化滞，使食消则脾胃和

大黄
苦寒，攻积泻热，使积热从大便而下

特别提示：本书所提及的所有方剂及中成药仅供参考，读者在咨询医生后方可使用，切不可自行服药，以免延误病情。

半夏泻心汤
——寒热平调，消痞散结

《伤寒论》古方

半夏（洗）半升，黄芩、干姜、人参各三两，黄连一两，大枣（擘）十二枚，甘草（炙）三两。上七味，以水一斗，煮取六升，去滓，再煎，取三升，温服一升，日三服。

方剂歌诀

半夏泻心配芩连，
干姜人参草枣全；
辛开苦降除痞满，
寒热错杂痞证蠲。

主要功效

寒热平调，消痞散结。本方常用于属中气虚弱寒热互结者。

随证加减

①湿热蕴积中焦，呕甚而痞，中气不虚，或舌苔厚腻者，可去人参、甘草、大枣、干姜，加枳实、生姜以下气、消痞、止呕。②胃热明显者，加栀子、蒲公英以清热泻火。③湿邪阻滞者，加苍术、川芎以燥湿行气。

现代用法

半夏12克，黄芩、干姜、人参、炙甘草各9克，黄连3克，大枣4颗。水煎服。

使用注意

本方主治虚实互见之证，若因气滞或食积所致的心下痞满，不宜使用。

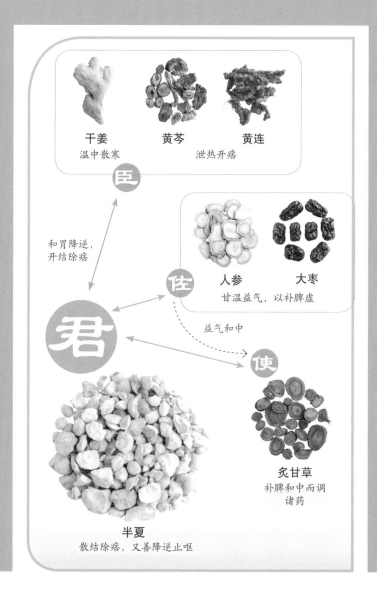

干姜
温中散寒

黄芩　黄连
泄热开痞

臣

和胃降逆，
开结除痞

人参　大枣
甘温益气，以补脾虚

佐

君

益气和中

使

炙甘草
补脾和中而调
诸药

半夏
散结除痞，又善降逆止呕

竹叶石膏汤
——清热生津，和胃降逆

《伤寒论》古方

竹叶二把，石膏一斤，半夏（洗）半升，麦门冬（去心）一升，人参二两，甘草（炙）二两，粳米半升。上七味，以水一斗，煮取六升，去滓，纳粳米，煮米熟，汤成去米，温服一升，日三服。

方剂歌诀

竹叶石膏参麦冬，
半夏粳米甘草从；
清补气津又和胃，
余热耗伤气津用。

主要功效

清热生津，益气和胃。主治伤寒、温病、暑病余热未清，气津两伤证。症见身热多汗，心胸烦闷，气逆欲呕，口干喜饮，或虚烦不寐，舌红苔少，脉虚数。

随证加减

①胃阴不足，胃火上逆，口舌糜烂，舌红而干，可加石斛、天花粉等以清热，养阴生津。②胃火炽盛，消谷善饥，舌红脉数者，可加知母、天花粉以增强清热生津之效。③气分热犹盛者，可加知母、黄连，增强清热之力。

现代用法

竹叶、人参、炙甘草各6克，半夏9克，粳米10克，麦门冬20克，石膏50克。水煎服。

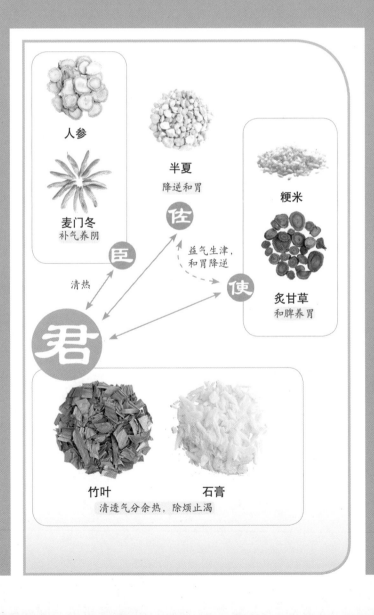

人参

半夏
降逆和胃

粳米

麦门冬
补气养阴

臣

佐

益气生津，
和胃降逆

使

炙甘草
和脾养胃

清热

君

竹叶　　　石膏

清透气分余热，除烦止渴

平胃散
——燥湿运脾，理气和胃

《简要济众方》古方

苍术（去黑皮，捣为粗末，炒黄色）四两，厚朴（去粗皮，涂生姜汁，炙令香熟）三两，陈橘皮（洗令净，焙干）二两，甘草（炙黄）一两。上为散，每服二钱，水一中盏，加生姜二片、大枣二枚，同煎至六分，去滓，食前温服。

方剂歌诀

平胃散内君苍术，
厚朴陈草姜枣煮；
燥湿运脾又和胃，
湿滞脾胃胀满除。

主要功效

燥湿运脾，行气和胃。
主治湿滞脾胃证。

随证加减

①证属湿热者，宜加黄连、黄芩以清热燥湿。
②湿盛泄泻者，宜加茯苓、泽泻以利湿止泻。

现代用法

苍术120克，厚朴90克，陈皮60克，炙甘草30克。共为细末，每服4~6克，生姜、大枣煎汤服下；或作汤剂，水煎服，用量按原方比例酌减。

使用注意

因本方辛苦温燥，阴虚气滞、脾胃虚弱者不宜食用。

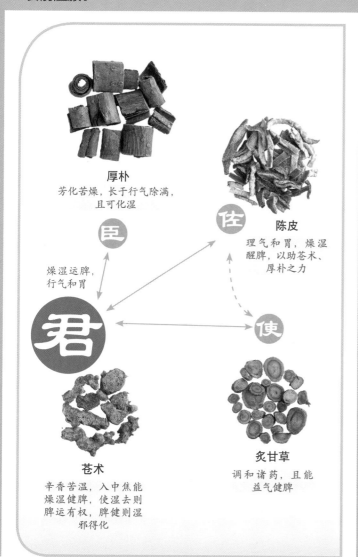

厚朴
芳化苦燥，长于行气除满，且可化湿

臣

佐

陈皮
理气和胃，燥湿醒脾，以助苍术、厚朴之力

燥湿运脾，行气和胃

君

使

苍术
辛香苦温，入中焦能燥湿健脾，使湿去则脾运有权，脾健则湿邪得化

炙甘草
调和诸药，且能益气健脾

巧用穴位除湿热

调治脾胃湿热的穴位有阴陵泉、丰隆、曲池、厉兑等穴，可以通过拔罐和刮痧的方法来进行调治，效果非常显著。

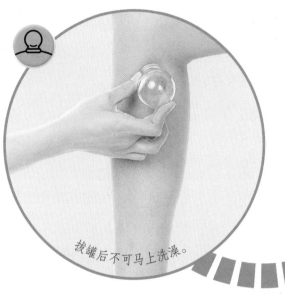

拔罐后不可马上洗澡。

拔罐阴陵泉穴

阴陵泉穴在小腿内侧，胫骨内侧髁下缘与胫骨内侧缘之间的凹陷处。感觉浑身黏腻不爽的人，可以对阴陵泉穴进行拔罐，有清热利湿的功效。用闪罐法将火罐吸拔在阴陵泉穴上，留罐 10~15 分钟。

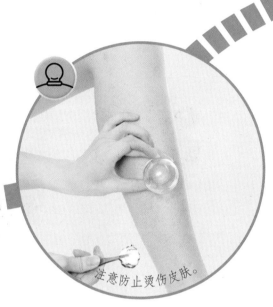

注意防止烫伤皮肤。

拔罐丰隆穴

丰隆穴在小腿外侧，外踝尖上 8 寸，胫骨前肌的外缘。此穴能除湿、化痰，因此古人有"痰多宜向丰隆寻"的说法。用闪罐法将火罐吸拔在丰隆穴上，留罐 10~15 分钟。

特别提示

脾胃湿热者可以在医生的指导下服用清热利湿的药物。平时要注意饮食清淡，避免食用辛辣、油腻的食物。

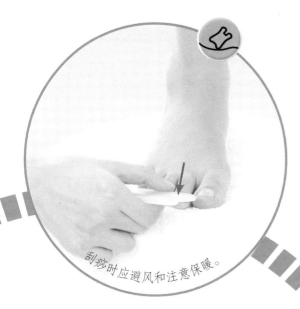

刮痧时应避风和注意保暖。

刮厉兑穴

　　厉兑穴是胃经上的穴位，在足趾第2趾末节外侧，趾甲根角侧旁开0.1寸（指寸）处。此穴能够清胃热，改善口苦、胃灼热等不适。用面刮法，从上向下刮拭厉兑穴，每次可刮20下。

刮曲池穴

　　曲池穴在肘区，尺泽穴与肱骨外上髁连线的中点处。此穴能散风除热，可有效改善胃火上炎所致的牙痛。用面刮法，从上往下刮拭曲池穴，力度适中，每次可刮20下。

刮痧后可饮用一杯热水。

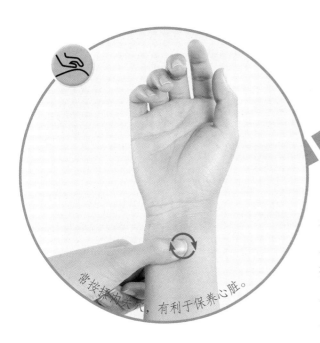

常按揉内关穴，有利于保养心脏。

揉内关穴

　　内关穴在前臂前区，腕掌侧远端横纹上2寸，掌长肌腱与桡侧腕屈肌腱之间，是守护心脏的一个重要关口。按摩内关穴可以帮助人体祛除心脾邪火。用拇指指腹按揉内关穴3~5分钟，力度宜由轻到重，以有酸胀感为度。

简单瑜伽，从内开始除湿热

　　夏天自然界中的湿热之气重，人体容易被湿热所伤，出现腹泻、头昏脑涨、浑身乏力、精神不振等湿热症状，若伤及脾胃，还会不思饮食。身体里面有了湿热，除了要注意饮食外，也应适当运动，适度发汗可除体内的湿热，做做瑜伽是个不错的选择。

风吹树叶式瑜伽

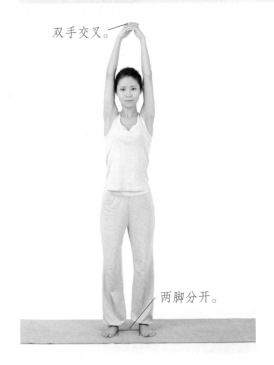

双手交叉。

两脚分开。

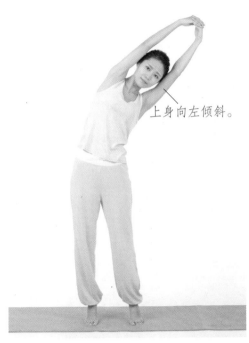

上身向左倾斜。

1　自然站立，两脚分开，全身放松。双手交叉举过头顶，慢慢将身体往后仰，尽可能伸展上身。注意，动作宜轻柔，初次练习幅度宜小。

　　此动作能促进腰背部及肩颈部的气血循环，减缓这些部位的紧张感。另外，还能舒展腹部脏器，促进消化。可反复练习几次，以微微出汗为宜。

2　保持刚才的姿势，配合呼吸，慢慢将上身往左倾，动作幅度可稍大些，但不要勉强。然后做反方向动作。

　　此动作有利于脾胃的气血循环，促进消化，改善消化不良，同时也能减轻脊柱的紧张感。

卧龟式瑜伽

这套动作不仅能放松肩、颈、背部，还能改善睡眠。

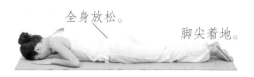

全身放松。

脚尖着地。

1 趴在毯子上，全身放松，两手放到头部两侧。

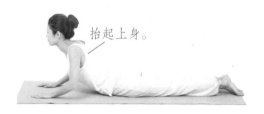

抬起上身。

2 手渐渐前移，以双手为支撑点，上身渐渐抬起。

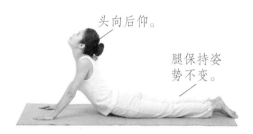

头向后仰。

腿保持姿势不变。

3 头部尽可能向后仰，在这个过程中吸气，然后呼气。

船式瑜伽

这套动作不仅能瘦腿，促进腿部的气血循环，也能舒展腹部脏腑，疏通与各个脏腑关联的经络，从而增强脏腑的生理功能。

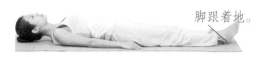

脚跟着地。

1 躺在毯子上，全身放松，两手放在身体两侧。

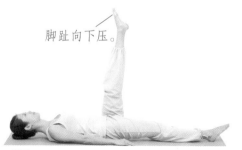

脚趾向下压。

2 先将左腿抬起，脚趾头用力往下压。

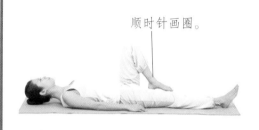

顺时针画圈。

3 大腿与身体保持垂直，小腿屈曲，自然下垂，左脚沿顺时针方向画圈，然后换右腿。也可以两脚同时做。

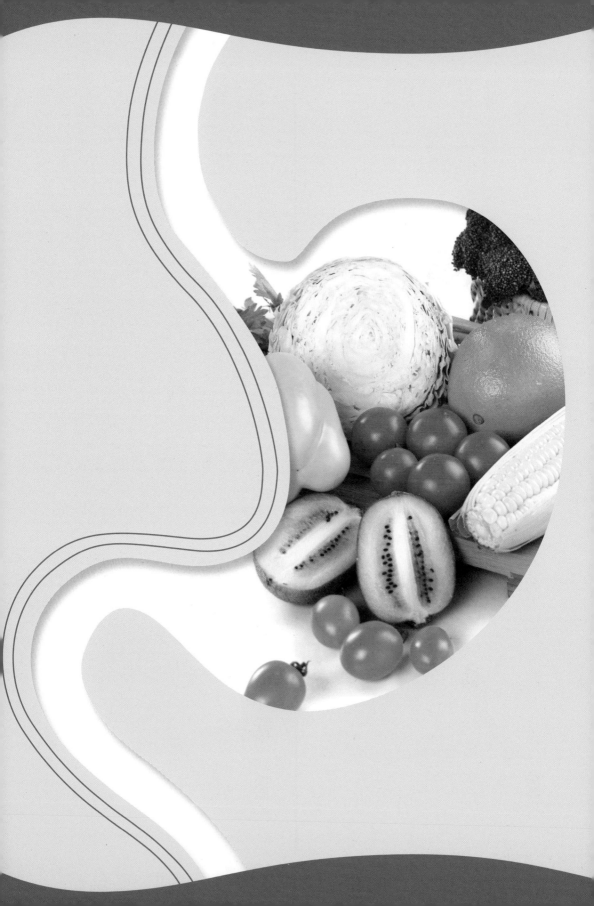

第七章
脾胃气滞，如何调畅气机

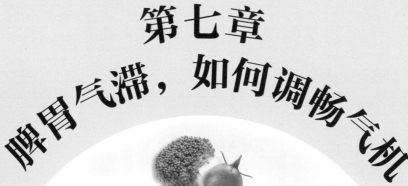

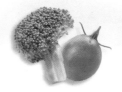

脾胃气滞是指各种原因导致的脾胃气机升降失调。如果气机长期被郁积在体内，容易出现寒闭热郁，进而造成胃脘疼痛、不思饮食、心烦易怒等症。中医认为，气机失调的解决办法重在调畅气机。患者应该顺应天时，补养阳气，可吃点有利于调理脾胃气机的食物，也可刺激脾经、胃经上的穴位。

这些表现说明你脾胃气滞

脾胃气滞者素有脾胃虚弱，或病后中气不足，以致脾失健运，胃失受纳，气机阻滞，故多见嗳气、干呕、反酸、便秘、胃脘痞闷等症。

脾胃气滞的病因

脾胃气滞通常由不良的生活习惯引起，如饮食不规律、暴饮暴食、嗜食生冷、饮酒过量等。其主要症状为干呕、嗳气、打嗝、胃脘疼痛、反酸、中脘胀满、不思饮食、便秘、心烦易怒等。

经常干呕

干呕的基本症候为恶心欲吐，无物而有声。若是脾胃气机失调造成消化不良，就会出现干呕伴有恶心的症状。

老有嗳气

嗳气是胃中气体上出咽喉所发出的声响，其声长而缓。若其味酸腐，兼脘腹胀满，则与饮食过度、饮食积滞有关，需适度减少饮食量，并消积化食。

脾胃气滞

胃脘疼痛

气滞不畅易导致胃脘疼痛。胃脘疼痛者要注意保持心情舒畅，使气血舒畅而行。

经常打嗝

偶尔打嗝为正常的生理现象，若经常打嗝，则要注意调养脾胃。中医认为，打嗝与胃气上逆有关。胃气上逆，使横膈膜痉挛收缩导致打嗝不止。

应避免久劳久思

《备急千金要方》中说："脾主思，久思不解则伤脾。"中医认为，人的思维为脾所主，思维严谨、活跃、灵敏是脾气健旺的表现，但是同时又指出，人过度思虑容易耗伤脾气，脾气虚耗则会影响脾胃的消化吸收，反过来则导致脾胃气滞。

不思饮食

不思饮食是脾胃疾病中非常常见的一种症状，脾胃气虚、脾胃虚寒都会导致食欲缺乏。脾胃气机不畅也是不思饮食的主要原因之一。

反酸水

脾胃气滞，会导致胃失和降，痰涎上逆，胃及十二指肠内容物反流入食管，出现反酸水的症状。

脾胃气滞

便秘

脾气不足，则气虚而传导无力；肝气郁结，或气郁化火，火邪伤津，亦可使肠道失润，从而引起便秘。

经常心烦易怒

脾胃气滞会导致肝气不舒，情绪容易波动，烦躁易怒。

脘腹胀满

若脾胃之气升降失常，则会导致消化失调，食物积滞，出现脘腹胀满的症状。

这样吃，健脾胃又顺气

这样搭配
更养脾胃

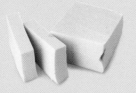

▲白萝卜搭配豆腐：白萝卜炖豆腐具有消食化滞、顺气化痰、开胃健脾的功效。

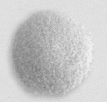

▲白萝卜搭配粳米：萝卜粳米粥具有消食利气、宽中止渴的作用。

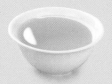

▲白萝卜搭配蜂蜜：白萝卜和蜂蜜做成饮品有止咳化痰、理气解毒的作用。

白萝卜——顺气消食

白萝卜具有下气宽中、消食化滞的功效，能舒畅滞气、调和脾胃，改善脾胃气滞所导致的腹胀、消化不良等症状。适当吃点白萝卜能健脾开胃、促进消化。

白萝卜

白萝卜性凉，脾虚泄泻者慎食或少食。

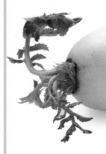

白萝卜不仅能顺气，还能清热消痰，可用其做汤、做饺子馅、凉拌等。

性味： 性凉，味辛、甘

归经： 归肺、胃经

功效： 理气化痰、生津止咳

酸甜萝卜丝

白萝卜丝150克，白糖、盐、醋各适量。白萝卜丝用盐腌15分钟左右，除去多余水分，加白糖、醋拌匀即可。

食用方法： 佐餐食用

保健功效： 消食化滞、改善消化不良

温馨提示： 冷藏后口感更佳

酸酸甜甜，清脆爽口，能增进食欲。

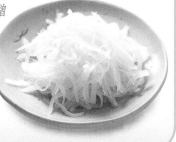

白萝卜雪梨汁

雪梨1个，白萝卜250克。白萝卜洗净，切成细丝；梨去皮，切片。白萝卜丝、雪梨片放入榨汁机中，加适量水一同榨汁即可。

食用方法： 2～3日1剂

保健功效： 润肺止咳、润肠通便

温馨提示： 脾胃虚寒者不宜大量饮用

滋润肺脏，有助于止咳化痰。

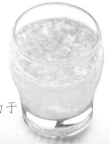

白萝卜排骨汤

白萝卜块70克，排骨块100克，盐、料酒、姜片各适量。排骨块洗净，汆烫。排骨块、白萝卜块、姜片放入锅中，加水大火煮沸，烹入料酒，转小火煲半小时，加盐调味即可。

此汤味道鲜美，营养丰富。

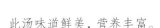
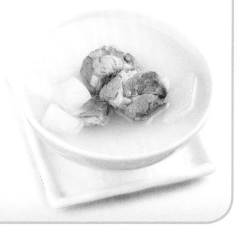

食用方法： 佐餐食用

保健功效： 滋阴润燥、渗湿、健脾

温馨提示： 加入海带片，营养更丰富

这样搭配
更养脾胃

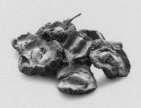

▲荞麦搭配山楂：两者一起食用有健脾消积的作用。

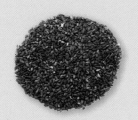

▲荞麦搭配黑芝麻：两者可以做成荞麦芝麻饼或者磨成粉冲食，有很好的健脾胃效果。

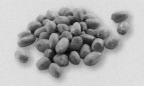

▲荞麦搭配花生：两者一起吃可滋补肝肾。

荞麦——健胃消积

长期饮食过于饱胀会导致脾胃不和，影响脾胃之气的升降功能。荞麦能消积化食、下气，若因为饮食太过而出现食积，吃荞麦可缓解饮食积滞导致的胃痛、胃胀、消化不良等症状。

荞麦

适量吃荞麦能够起到预防和控制肥胖的作用。

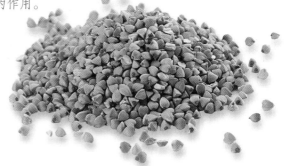

荞麦富含钾、镁、膳食纤维等营养素，可用荞麦做粥、蒸馒头等。

性味： 性凉，味甘

归经： 归脾、胃、大肠经

功效： 健脾益气、开胃宽肠、消食化滞、除湿下气

荞麦香菇粥

荞麦、粳米各 50 克，香菇丝、盐适量。粳米、荞麦洗净，一同放入锅中，加水煮粥，待熟时，放入香菇丝煮至熟透，加盐调味即可。

食用方法： 早、晚餐食用

保健功效： 健脾益气、消食化滞

温馨提示： 此粥也适合冠心病、糖尿病患者食用

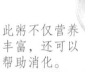
此粥不仅营养丰富，还可以帮助消化。

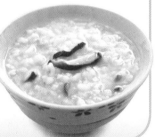

鸡汤菠菜荞麦面

荞麦面条、菠菜各 150 克，盐、鸡汤各适量。菠菜洗净，切段，焯烫。水烧开，放入鸡汤，下荞麦面条，煮熟捞出，放入菠菜段，加盐调味即可。

食用方法： 可当主食食用

保健功效： 开胃宽肠、消食化滞

温馨提示： 胃结石患者不宜食用

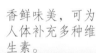
香鲜味美，可为人体补充多种维生素。

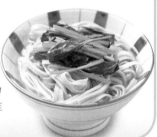

凉拌荞麦面

荞麦面条 100 克，鸡蛋丝、海苔丝、葱花、调味汁各适量。面条煮 5 分钟，捞出过凉水，装盘。入鸡蛋丝、海苔丝，撒上葱花，淋上调味汁即可。

食用方法： 可当主食食用

保健功效： 健脾消积

温馨提示： 荞麦面不要煮太久，以免影响口感

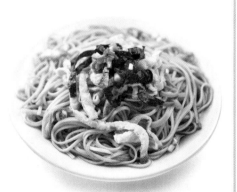
此面饱腹感强，低脂又健康。

这样搭配
更养脾胃

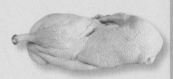

▲陈皮搭配鸭肉：陈皮炖鸭肉有滋阴润燥、补脾益肾的功效。

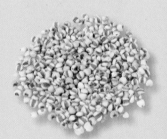

▲陈皮搭配薏米：陈皮加薏米泡水喝具有理气化痰、健脾祛湿等功效。

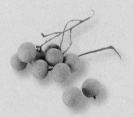

▲陈皮搭配桂圆、大枣：三者一起泡水可调中开胃、安神健脑。

陈皮——理气健脾

陈皮是成熟柑橘的果皮晒干或烘干后的产物，以陈久者为佳。历代中医喜欢以陈皮入汤，取其理气、燥湿、健脾的功效，对脾胃不和有很好的调理作用。

陈皮

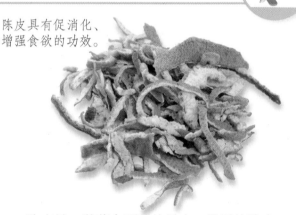

陈皮具有促消化、增强食欲的功效。

陈皮是一种药食两用的果皮，优质的陈皮表面干燥清脆，容易折断。陈皮有橘子的清香，主要作用是行脾胃之气。《本草纲目》记载，陈皮"破滞气，益脾胃"。

性味： 性温，味辛、苦

归经： 归脾、肺经

功效： 理气健脾、燥湿化痰

陈皮大枣茶

　　陈皮、大枣片各适量。陈皮、大枣片放入水杯中，加适量开水冲泡即可。

食用方法： 代茶饮用

保健功效： 健脾和胃、理气止痛

温馨提示： 发热、口干、便秘者不宜食用陈皮

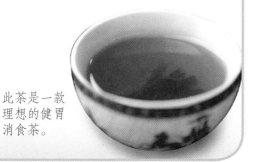

此茶是一款理想的健胃消食茶。

橘叶陈皮茶

　　新鲜橘叶、陈皮各50克。橘叶、陈皮放入砂锅，加水，中火煎煮20分钟，取汁服用即可。

食用方法： 代茶饮用

保健功效： 理气健脾、燥湿化痰

温馨提示： 胃酸过多者不宜饮用

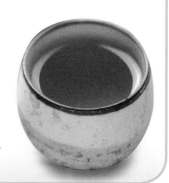

可加适量冰糖调味。

桑白皮陈皮粥

　　桑白皮3克，陈皮5克，粳米50克。分别将桑白皮、陈皮、粳米洗净。桑白皮、陈皮装入药袋中。药袋、粳米加水一起煮粥即可。

肺热痰多者可适量食用，有清肺祛痰的功效。

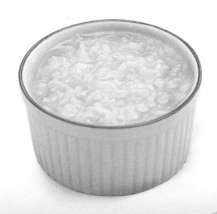

食用方法： 早、晚餐食用

保健功效： 健脾益肺

温馨提示： 桑白皮性寒，胃虚寒者不宜食用

这样搭配
更养脾胃

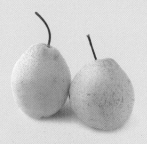

▲山楂搭配雪梨：山楂和雪梨一起煮，具有润肺生津、化痰止咳、健胃消食的功效。

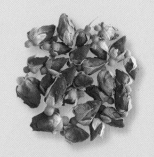

▲山楂搭配玫瑰花：玫瑰花和山楂泡水喝，对于皮肤、消化道都非常有好处。

山楂——健胃消食

脾胃气机升降失调会影响脾胃运化能力，使人不思饮食或不能消化。山楂具有消食化积、行气散瘀的功效，能破气滞，化食积，促进食欲，预防气滞所致的脘腹胀痛。

山楂

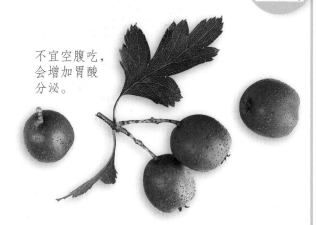

不宜空腹吃，会增加胃酸分泌。

山楂的果实可生吃或做果脯、果糕，干制后可入药，是药食两用的水果，可健脾开胃、消食化滞。

性味： 性微温，味酸、甘

归经： 归脾、胃、肝经

功效： 消食化积、行气散瘀

山楂苹果羹

　　山楂3颗，苹果2个。山楂洗净；苹果洗净，切块。锅中加水，放入苹果块、山楂，大火烧开，转小火煮至山楂软烂即可。

食用方法： 饭后食用

保健功效： 促进消化

温馨提示： 胃溃疡患者不宜食用，以免刺激溃疡创面

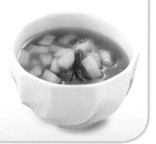

此羹还有润肠通便的功效。

山楂麦芽茶

　　山楂片5片，炒麦芽15克。两者一同放入水杯中，用开水冲泡，加盖闷一会儿即可。

食用方法： 代茶饮用

保健功效： 健胃消食、理气散瘀

温馨提示： 适宜食积不消、脾虚食少、肝胃气痛者饮用

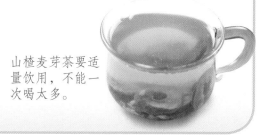

山楂麦芽茶要适量饮用，不能一次喝太多。

山楂茶

　　山楂2颗，决明子5克，冰糖适量。山楂洗净，去核切片。将山楂片、决明子、冰糖放入杯中，加适量开水冲泡，加盖闷15分钟即可。

此茶适于消化不良、胃口不佳者饮用。

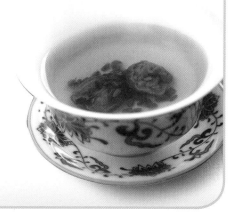

食用方法： 代茶饮用

保健功效： 健脾开胃

温馨提示： 胃反酸的人不宜过量饮用

这样搭配
更养脾胃

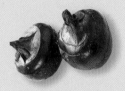

▲香菇搭配荸荠：两者同食具有调理脾胃、清热生津的作用。

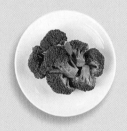

▲香菇搭配西蓝花：两者同食可滋补元气，润肺化痰，改善食欲不振。

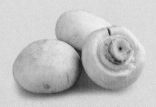

▲香菇搭配口蘑：具有滋补强壮、消食化痰的功效。

香菇——益脾胃之气

脾胃气虚或是脾胃失和，都会导致胃部胀满，可以常吃香菇予以改善。香菇能补益脾胃之气，增强脾胃的运化功能，也有助于舒畅脾胃气机，从而使胃部胀满的不适感减轻或消失。

香菇

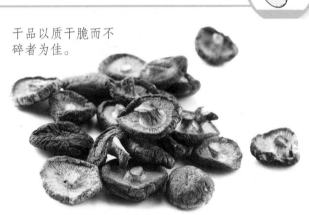

干品以质干脆而不碎者为佳。

香菇气味芳香，可以促进食欲，有效改善食欲不振；香菇中含有的膳食纤维，能够促进胃肠蠕动，缓解便秘。

性味： 性平，味甘

归经： 归胃、肝经

功效： 扶正补虚、健脾开胃

粳米香菇粥

粳米 100 克，鲜香菇片 50 克，蛋黄屑、盐各适量。粳米洗净，入砂锅，加水煮粥，放入香菇片，小火熬至熟烂，放入蛋黄屑，加盐调味即可。

食用方法： 早、晚餐食用

保健功效： 润肠通便

温馨提示： 痛风患者不宜食用

咸鲜味醇，有健脾益胃的功效。

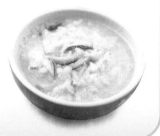

香菇炒油菜

泡发香菇、油菜各 100 克，蒜末、植物油、盐各适量。油锅烧热，放入蒜末炒香，然后下香菇，出香味后放入油菜，加盐调味即可。

食用方法： 佐餐食用

保健功效： 促进代谢、缓解便秘

温馨提示： 香菇、油菜也可共同制成馅料

便秘者可常食。

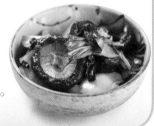

香菇炒苋菜

鲜香菇 50 克，苋菜 100 克，植物油、盐各适量。苋菜洗净；香菇洗净去蒂，略焯捞出，切丝。油锅置中火上，下香菇丝炒香，下苋菜翻炒，加盐调味即可。

此菜清香扑鼻，营养又美味。

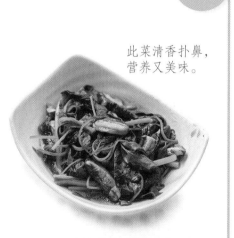

食用方法： 佐餐食用

保健功效： 清肺化痰、促进消化

温馨提示： 香菇嘌呤含量高，尿酸高者不宜食用

这样搭配
更养脾胃

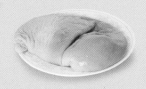

▲砂仁搭配黄芪、猪肚：砂仁与黄芪、猪肚一起煲汤，有健脾、益胃、温中和补虚的功效。

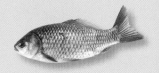

▲砂仁搭配鲫鱼：砂仁鲫鱼汤具有健脾行气、利水消肿、清心润肺、补虚和胃的功效。

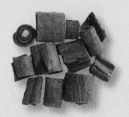

▲砂仁搭配厚朴：两者一起泡水服用可行气开胃、消胀除满。

砂仁——行气和胃

砂仁性温，善温中暖胃以止呕止泻。该品辛散温通，气味芬芳，也有较好的化湿醒脾、行气宽中的功效，可用于湿阻中焦、脾胃气滞证。

砂仁

宜放置阴凉干燥处储存。

砂仁辛温行散，芳香化湿，主入脾胃，为化湿、和中、醒脾的良药，兼有安胎之功效。

性味： 性温，味辛

归经： 归脾、胃、肾经

功效： 化湿开胃、温中止泻

砂仁粥

砂仁 5 克，粳米 70 克。砂仁洗净，放入砂锅中，加水煎取汁；粳米洗净，加水煮粥，待粥熟时倒入砂仁汁即可。

食用方法： 早、晚餐食用

保健功效： 补脾益肺、健脾养胃

温馨提示： 不可久煮，以免有效成分挥发

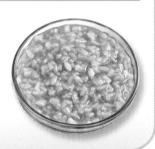

尤其适于食欲不振、消化不良者食用。

砂仁玫瑰汤

玫瑰花 6 克，砂仁适量。玫瑰花、砂仁一起放入砂锅中，加沸水冲泡，再加盖闷约 10 分钟即可。

食用方法： 代茶饮用

保健功效： 疏肝理气、和胃消食

温馨提示： 砂仁磨成粉效果更佳

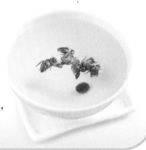

可疏肝解郁，行气化湿。

山楂荞麦砂仁饼

荞麦面粉 150 克，砂仁末、山楂碎、植物油、盐各适量。将山楂碎、砂仁末、盐与荞麦面粉加水揉匀，分成数个小面饼坯，煎至两面金黄即可。

每周食用 2~3 次，可理气疏肝。

食用方法： 可当主食食用

保健功效： 养脾、健胃、助消化

温馨提示： 阴虚火旺者不宜食用砂仁

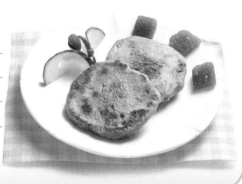

中药方，行气解郁疗效好

二陈汤
——理气和胃，祛痰基础方

《太平惠民和剂局方》古方

半夏（汤洗七次）、橘红各五两，白茯苓三两，甘草（炙）一两半，上药，㕮咀，每服四钱，用水一盏，生姜七片，乌梅一个，同煎六分，去滓，热服，不拘时候。

方剂歌诀

二陈汤用半夏陈，
苓草梅姜一并存；
理气祛痰兼燥湿，
湿痰为患此方珍。

主要功效

燥湿化痰，理气和中。主治痰证。本方常用于痰湿停聚者。

随证加减

①治湿痰，可加苍术、厚朴以增燥湿化痰之力。②治热痰，可加胆南星、瓜蒌以清热化痰。③治寒痰，可加干姜、细辛以温化寒痰。④治食痰，可加莱菔子、麦芽以消食化痰。

现代用法

半夏、橘红各15克，茯苓9克，炙甘草4.5克，生姜7片，乌梅1颗，水煎温服。

使用注意

因本方性燥，故燥痰者慎用；吐血、消渴、阴虚、血虚者忌用本方。

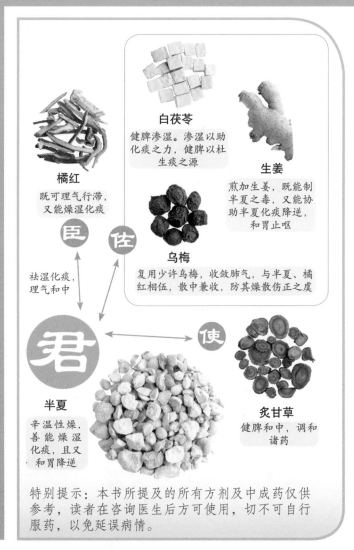

白茯苓
健脾渗湿。渗湿以助化痰之力，健脾以杜生痰之源

橘红
既可理气行滞，又能燥湿化痰

生姜
煎加生姜，既能制半夏之毒，又能协助半夏化痰降逆，和胃止呕

乌梅
复用少许乌梅，收敛肺气，与半夏、橘红相伍，散中兼收，防其燥散伤正之虞

臣　佐

祛湿化痰，理气和中

君　使

半夏
辛温性燥，善能燥湿化痰，且又和胃降逆

炙甘草
健脾和中，调和诸药

特别提示：本书所提及的所有方剂及中成药仅供参考，读者在咨询医生后方可使用，切不可自行服药，以免延误病情。

一贯煎
——滋阴涵木，兼能疏肝

《丹溪心法》古方

　　北沙参、麦冬、当归身、生地黄、枸杞子、川楝子，水煎服。（原书未著用量）

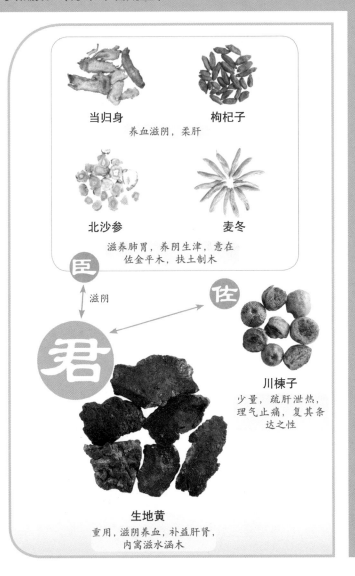

当归身　　枸杞子

养血滋阴，柔肝

北沙参　　麦冬

滋养肺胃，养阴生津，意在
佐金平木，扶土制木

臣

滋阴

佐

君

川楝子

少量，疏肝泄热，
理气止痛，复其条
达之性

生地黄

重用，滋阴养血，补益肝肾，
内寓滋水涵木

方剂歌诀

一贯煎中生地黄，
沙参归杞麦冬藏；
少佐川楝泄肝气，
阴虚胁痛此方良。

主要功效

滋阴疏肝。主治肝肾阴虚、肝气郁滞证。常用于阴虚肝郁者。

随证加减

①大便秘结，加瓜蒌仁。②虚热或汗多，加地骨皮。③痰多，加川贝母。④腹痛，加芍药、甘草。⑤不寐，加酸枣仁。⑥口苦燥，少加黄连。

现代用法

北沙参、麦门冬、当归身各9克，生地黄18~30克，枸杞子9~18克，川楝子4~5克。水煎服。

使用注意

停痰积饮而舌苔白腻、脉沉弦者，不宜食用。

越鞠丸
——行气解郁为主

《丹溪心法》古方

　　香附、川芎、苍术、栀子、神曲各等份，上为末，水丸如绿豆大。（原书未著用法用量）

方剂歌诀

行气解郁越鞠丸，
香附芎苍栀曲研；
气血痰火湿食郁，
随证易君并加减。

主要功效

行气解郁。主治六郁证。症见胸膈痞闷，嗳腐吞酸，恶心呕吐，饮食不消。

现代用法

香附、川芎、苍术、栀子、神曲各6~10克。水丸，每服6~9克，温开水送服。亦可按参考用量比例作汤剂煎服。

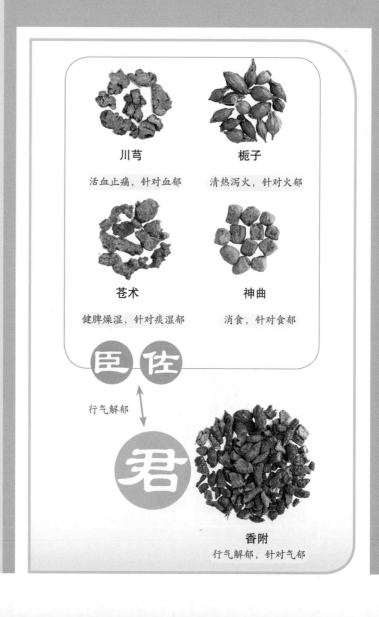

川芎
活血止痛，针对血郁

栀子
清热泻火，针对火郁

苍术
健脾燥湿，针对痰湿郁

神曲
消食，针对食郁

臣 佐

行气解郁

君

香附
行气解郁，针对气郁

四逆散
——透邪解郁，疏肝理脾

《伤寒论》古方

　　甘草（炙）、枳实（破、水渍、炙干）、柴胡、芍药各十分，上四味，捣筛，白饮（即白开水）和服方寸匕，日三服。

方剂歌诀

阳郁厥逆四逆散，
等分柴芍枳实甘；
透邪解郁理肝脾，
肝郁脾滞力能堪。

主要功效

透邪解郁，疏肝理脾。
主治：①阳郁厥逆证。
症见手足不温，或腹痛，或泄利下重，脉弦。②肝脾气郁证。
症见胸胁胀闷，脘腹疼痛，脉弦。本方常用于肝胆气郁、肝胆不和者。

随证加减

①咳者，加五味子、干姜以温肺散寒、止咳。
②悸者，加桂枝以温心阳。③小便不利者，加茯苓以利小便。④腹中痛者，加炮附子以散里寒。⑤泄利下重者，加薤白以通阳散结。⑥气郁甚者，加香附、郁金以理气解郁。

现代用法

炙甘草、枳实、柴胡、芍药各6克，水煎服。

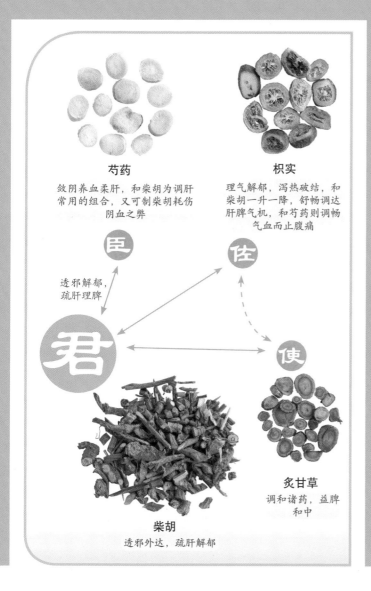

芍药

敛阴养血柔肝，和柴胡为调肝常用的组合，又可制柴胡耗伤阴血之弊

枳实

理气解郁，泻热破结，和柴胡一升一降，舒畅调达肝脾气机，和芍药则调畅气血而止腹痛

臣

佐

透邪解郁，
疏肝理脾

君

使

炙甘草

调和诸药，益脾和中

柴胡

透邪外达，疏肝解郁

用好穴位，疏肝健脾气顺畅

中医认为，肝具有疏泄的功能，如果肝气不舒，则肝气横逆而犯于脾胃，影响脾胃的气机升降功能，导致气滞。想要缓解脾胃气滞，疏肝是关键，刺激太冲穴、章门穴、大横穴等都有疏肝健脾的功效。

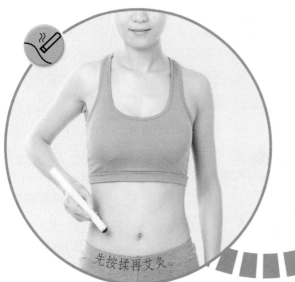

先按揉再艾灸。

灸大横穴

大横穴在腹部，脐中旁开 4 寸。先按摩大横穴，以揉至微微发热或有酸胀感为度，每次 3~5 分钟。按摩完毕后，用艾条温和灸大横穴 10~15 分钟。每天按摩 1 次，艾灸 1 次，7 天为 1 个疗程。

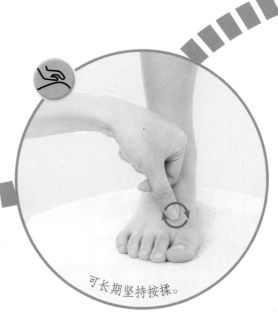

可长期坚持按揉。

揉太冲穴

太冲穴在足背，第 1、2 跖骨间，跖骨底结合部前方凹陷处，是肝经的重要穴位。刺激太冲穴有疏肝解郁、清热利湿的功效。用手指指腹按揉太冲穴，每次 3~5 分钟，每天 1~2 次。

特别提示

如果人的情绪异常，也会导致肝气郁结，从而使得肝气横逆犯胃或横逆克脾，导致脾胃不和，脾失健运，胃失通降，胆汁排泌不畅，人的消化吸收功能就会受到影响。

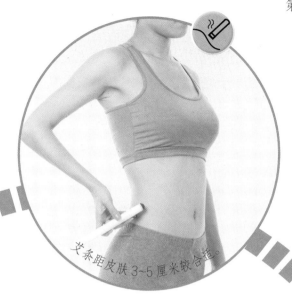

艾条距皮肤3~5厘米较合适。

艾灸章门穴

章门穴在侧腹部，第11肋游离端的下际，有疏肝利胆、健脾和胃、理气散结的功效。用艾条悬灸章门穴10~15分钟，每天1次，以穴位皮肤感到温热舒适为宜。

揉商丘穴

商丘穴在踝区，内踝前下方，舟骨粗隆与内踝尖连线中点凹陷处。手指按揉商丘穴，保持酸胀感即可，每次3分钟左右，两只脚交替按揉。有健脾化湿、通调胃肠的功效。

可稍用力按揉。

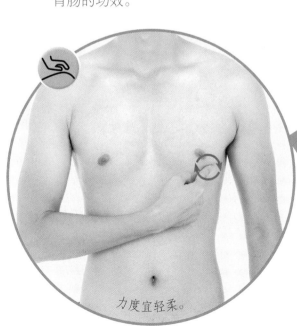

力度宜轻柔。

揉食窦穴

食窦穴是脾经上的穴位，在胸部第5肋间隙，前正中线旁开6寸，有健脾和胃、利水消肿的作用。用手指指腹按揉左右穴各1~3分钟，每天1次。

理气小妙招

左右弯腰，可以疏脾胃之气

手臂伸直。

　　左右弯腰能活动腹部，促进脾胃气血循环，舒畅脾胃气机，帮助消化。平时胃痛、胃胀、消化不良者都可适当活动腰部。

　　适当弯腰能舒脾胃滞气，改善腰肌劳损。现在的上班族坐姿长时间保持不变，腰部积累起来的紧张感长久得不到消除，导致气血不畅，腰失所养，时间长了就会导致腰肌劳损。左右弯腰能消除腰部积累起来的紧张感，同时能促进气血循环，可以预防腰肌劳损的发生。注意，患有胃食管反流、反流性食管炎者不宜用这种方法。

双腿分开。

眼向上看。

腿绷直。

　　左右弯腰调脾胃：直立，双腿分开，两臂左右平举；上体前屈并下探，用左手指尖碰右脚尖。然后换右手，做同样的动作。

搓两胁是简单的疏肝健脾法

　　中医有"肝脾不和"一说，所谓肝脾不和，实际上就是肝气不舒，影响了脾胃之气的升降，导致消化不佳。平时心情容易抑郁者或肝病患者都会有肝脾不和的问题。改善这一问题除了要注意保持情绪舒畅，吃一些舒肝健胃的食物外，还可经常搓两胁。肝经主要分布在人体的两胁，肝气不舒畅，可以用搓两胁的方法来疏通。

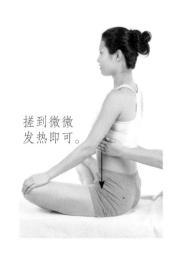

搓到微微发热即可。

　　搓两胁：将两手的手掌分别放在两胁处，从上往下搓，或从前向后、从后向前搓，力度适中，搓到两胁微微发热为宜，可以经常做。

刺激耳朵上的反射区也能养脾胃

人的耳朵上有很多反射区，这些反射区都是体内脏器在耳朵上的反应点，刺激这些反应点能对脏腑器官起到调理的作用。脾胃不和可以刺激耳朵上的脾反射区和胃反射区。刺激这些反射区能促进胃肠的蠕动，促进消化，舒畅脾胃之气，助脾胃之气和降，对各种胃病如胃溃疡、胃炎等也能起到一定的防治作用。平时晕车者也不妨刺激脾反射区和胃反射区，有助于止呕。

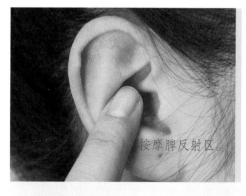

按摩脾反射区

用食指对穴位进行按摩，按到有酸胀麻感为宜。

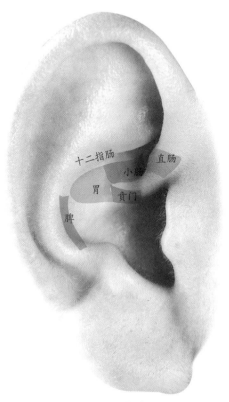

耳部部分反射区

贴敷脾、胃反射区

找准脾、胃反射区后，先进行局部消毒，再将小米粒置于胶布上，然后贴敷于脾、胃反射区上。每穴留置2~3天，两耳交替进行。

附录

10 款养胃茶饮

肉桂陈皮苹果茶

材料： 肉桂 10 克，苹果半个，红茶 4 克，陈皮适量。

做法： 将肉桂、苹果、陈皮放入养生壶中加水煮 10~15 分钟，最后放入红茶稍煮即可。

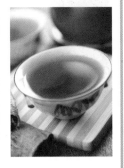

桑葚玫瑰花茶

材料： 桑葚 10 克，玫瑰花 10 朵，桂圆 3 颗，红糖 10 克。

做法： 将桑葚、桂圆、红糖放入养生壶中加水煮 10 分钟，最后加入玫瑰花闷泡一会儿即可。

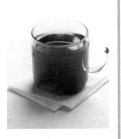

烤橘子煮红茶

材料： 烤橘子 2 个，红茶 4 克。

做法： 将烤橘子剥皮，与红茶一起放入养生壶中加水煮 10 分钟。

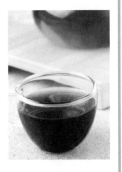

桂花陈皮茶

材料： 桂花 2 克，陈皮 3 片，蜂蜜适量。

做法： 将桂花、陈皮放入养生壶中加水煮 10 分钟，最后加入蜂蜜调匀即可。

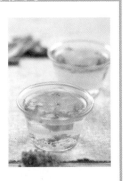

山楂蜜茶

材料： 新鲜山楂 20 克，蜂蜜适量。

做法： 将新鲜山楂压碎，去籽留果肉，用开水冲泡 15 分钟，过滤取汁，最后根据个人口味加入蜂蜜即可。

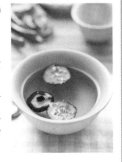

麦芽参术茶

材料： 炒麦芽 30 克，党参 10 克，白术 5 克。

做法： 炒麦芽放入养生壶中，加水大火煮沸，改小火煮 5 分钟。放入切成片的党参、白术，煮 20 分钟即可。

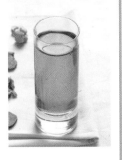

大枣姜丝茶

材料：大枣5颗，干姜丝2克，枸杞子3克，红糖10克。

做法：将所有材料放入养生壶中加水煮10分钟即可。

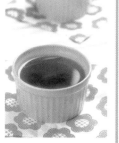

枸杞洋参茶

材料：西洋参7片，黄芪5片，大枣3颗，枸杞子3克。

做法：将所有材料放入养生壶中加水煮10分钟即可。

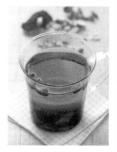

黄芪党参甘草茶

材料：黄芪10克，党参10克，甘草3克。

做法：将所有材料放入养生壶中加水煮10分钟即可。

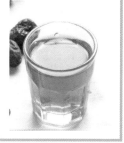

木香乌麦饮

材料：木香6克，麦冬15克，乌梅10克。

做法：将所有材料放入养生壶中加水煮15分钟即可。

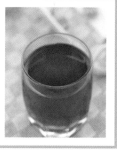

10 款养胃米糊

山药黑豆大枣羹

材料：山药100克，黑豆30克，大枣3颗（去核），水600毫升，冰糖适量。

做法：将材料洗净放入破壁机中，加水和冰糖，选择米糊模式绞碎煮熟即可。

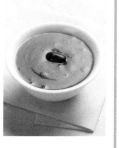

山药薏米糊

材料：山药80克，薏米10克，莲子15克，茯苓10克，水400毫升。

做法：将材料洗净放入破壁机中，加水，选择米糊模式绞碎煮熟即可。

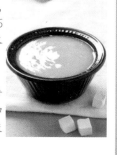

胡萝卜小米燕麦糊

材料：胡萝卜60克，小米15克，燕麦15克，水400毫升。

做法：将材料洗干净放入破壁机中，加水，选择米糊模式绞碎煮熟即可。

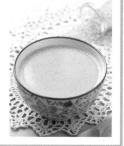

红薯花生银耳糊

材料：红薯30克，花生20克，泡发银耳30克，水300毫升。

做法：将材料洗干净放入破壁机中，加水，选择米糊模式绞碎煮熟即可。

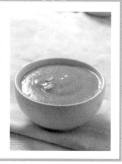

南瓜米糊

材料： 南瓜 250 克，糯米 50 克，水 400 毫升，牛奶 250 毫升，冰糖适量。

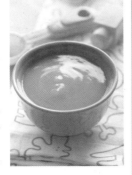

做法： 将材料洗干净放入破壁机中，加水、牛奶、冰糖，选择米糊模式绞碎煮熟即可。

山药紫薯芋泥羹

材料： 山药 40 克，紫薯 40 克，芋头 60 克，糯米 20 克，水 600 毫升，冰糖适量。

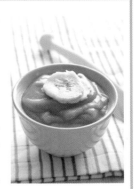

做法： 将材料洗干净放入破壁机中，加水、冰糖，选择米糊模式绞碎煮熟即可。

红豆薏米燕麦米糊

材料： 红豆 30 克，薏米 25 克，燕麦 30 克，大枣 4 颗（去核），水 500 毫升，冰糖适量。

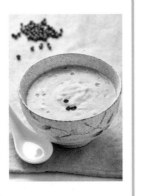

做法： 将材料洗干净放入破壁机中，加水、冰糖选择米糊模式绞碎煮熟即可。

山药黄豆养生米糊

材料： 粳米 20 克，糯米 20 克，山药 60 克，黄豆 30 克，水 500 毫升。

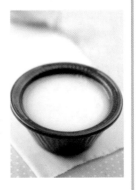

做法： 将材料洗干净放入破壁机中，加水，选择米糊模式绞碎煮熟即可。

奶香玉米糊

材料： 玉米 100 克，燕麦 15 克，小米 15 克，水 400 毫升，牛奶 200 毫升。

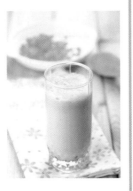

做法： 将材料洗干净放入破壁机中，加水、牛奶，选择米糊模式绞碎煮熟即可。

黑芝麻糊

材料： 黑芝麻 50 克，花生 20 克，糯米 30 克，大枣 3 颗（去核），水 600 毫升。

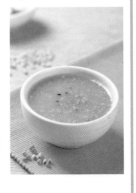

做法： 将材料洗干净放入破壁机中，加水，选择米糊模式绞碎煮熟即可。